农村妇女乳腺癌筛查 第2版 培训教材

主　编　王　颀　吴久玲

副主编　连臻强　赵艳霞

编　委（以姓氏笔画为序）

马　兰　中国疾病预防控制中心妇幼保健中心

马祥君　北京市海淀区妇幼保健院

王　颀　广东省妇幼保健院

杨剑敏　广东省妇幼保健院

连臻强　广东省妇幼保健院

肖祎炜　广东省妇幼保健院

吴久玲　中国疾病预防控制中心妇幼保健中心

沈茜刚　江苏省妇幼保健院

张　青　北京协和医院

张　嫣　广东省妇幼保健院

张安秦　广东省妇幼保健院

赵艳霞　中国疾病预防控制中心妇幼保健中心

郜红艺　广东省妇幼保健院

顾雅佳　复旦大学附属肿瘤医院

黄晓曦　福建省妇幼保健院

蒋燕妮　江苏省妇幼保健院

韩历丽　北京妇幼保健院

人民卫生出版社

·北京·

图书在版编目（CIP）数据

农村妇女乳腺癌筛查培训教材 / 王颀，吴久玲主编
. —2 版 . —北京：人民卫生出版社，2021.12
ISBN 978-7-117-32470-0

Ⅰ.①农… Ⅱ.①王…②吴… Ⅲ.①乳腺癌 —诊断
—技术培训 —教材 Ⅳ.①R737.9

中国版本图书馆 CIP 数据核字（2021）第 241516 号

人卫智网	www.ipmph.com	医学教育、学术、考试、健康，购书智慧智能综合服务平台
人卫官网	www.pmph.com	人卫官方资讯发布平台

农村妇女乳腺癌筛查培训教材
Nongcun Funü Ruxian'ai Shaicha Peixun Jiaocai
第 2 版

主　　编：王　颀　吴久玲
出版发行：人民卫生出版社（中继线 010-59780011）
地　　址：北京市朝阳区潘家园南里 19 号
邮　　编：100021
E - mail：pmph @ pmph.com
购书热线：010-59787592　010-59787584　010-65264830
印　　刷：北京汇林印务有限公司
经　　销：新华书店
开　　本：787×1092　1/16　印张：9
字　　数：219 千字
版　　次：2016 年 2 月第 1 版　　2021 年 12 月第 2 版
印　　次：2022 年 1 月第 1 次印刷
标准书号：ISBN 978-7-117-32470-0
定　　价：68.00 元

第 2 版前言

乳腺癌是我国女性最常见的恶性肿瘤,已成为严重威胁我国妇女身心健康的重要疾病。为了提高农村妇女乳腺癌早诊早治率,降低死亡率,提高广大农村妇女健康水平,自 2009 年开始,卫生部(现称为国家卫生健康委员会)、财政部和全国妇女联合会联合发文开展农村妇女"两癌"(宫颈癌、乳腺癌)检查项目,并将其纳入重大公共卫生项目管理。该项目覆盖全国 31 个省(自治区),历时近 10 年,取得了农村妇女"两癌"早诊早治的显著成效。2019 年农村妇女"两癌"检查项目已纳入我国基本公共卫生项目管理,将继续不断扩大"两癌"检查的覆盖范围和覆盖人数,完善妇女"两癌"防治工作机制,提高基层"两癌"防治水平。逐步降低"两癌"死亡率,改善农村妇女健康状况。

在农村妇女"乳腺癌"检查项目实施过程中,我们发现基层医务人员的乳腺癌检查管理及技术服务能力还存在明显不足,急需加强人员能力建设和乳腺癌筛查质量的提升。为此,在 2016 年我们组织专家编写并出版了《农村妇女乳腺癌筛查培训教材》(以下简称《教材》),该《教材》出版后受到了广大基层医务工作者的好评,并出现了供不应求的现象。5 年来,乳腺癌诊治技术不断进步与发展,知识也不断更新,因此我们再次组织专家对原《教材》各章节内容进行了仔细修改和全面补充、更新,并增加了新内容,包括乳腺癌筛查的质量控制方法及指标、乳腺超声筛查的召回标准与常见问题、大众健康教育方法与核心信息,并补充和更新了超声和 X 线检查图像等内容。本《教材》第 2 版在内容上仍保持通俗易懂、实用性强、便于掌握的特点,既可作为从事农村妇女乳腺癌检查项目的乳腺癌检查技术人员和项目管理者的培训教材,同时也可作为从事乳腺癌检查临床工作者的实践参考用书。

　　在本书的编写过程中,编者奉献了大量的时间和精力,在此,谨向参与编写的各位专家以及对本书给予支持的有关人员表示衷心的感谢和敬意。本书出版之际,恳切希望广大读者在阅读过程中不吝赐教,如有疑问欢迎发送邮件至邮箱 renweifuer@pmph.com,或扫描封底二维码,关注"人卫妇产科学"公众号,对我们的工作予以批评指正,以期再版修订时进一步完善,更好地为大家服务。

王　顼　吴久玲

2021 年 11 月

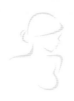

目　录

第一章

乳腺癌筛查概述

一、乳腺癌流行状况

全球癌症统计数据显示,2012 年每年乳腺癌新发病例超过 167 万,2018 年已达 209 万,仍位居女性恶性肿瘤的首位,占所有女性恶性肿瘤的 1/4,乳腺癌也是女性癌症死亡的主要原因,占所有死于癌症妇女总数的 14.7%。中国肿瘤监测登记报告显示,2010 年中国新发女性乳腺癌病例数为 21 万,占 16%,发病率为 32/10 万,死亡率为 8.7/10 万;2015 年已达 30 万,占 17%,发病率为 45/10 万,死亡率 10.5/10 万,发病率仍居女性首位,死亡率仍居第 5 位。在过去十多年中,我国的乳腺癌发病率以每年 3% 的速度增长。社会经济和生活方式的改变(如晚育和饮食结构的改变)以及内分泌变化等导致了在发展中国家乳腺癌发生风险上升。此外,预期寿命的延长也会引起乳腺癌疾病负担急剧增加。因此,乳腺癌已经成为严重威胁我国妇女健康的重要疾病,乳腺癌的防控形势已非常严峻。乳腺癌作为女性最常见的恶性肿瘤,早期发现、早期诊断和早期治疗是目前降低死亡率、提高治愈率的有效而实用的防控策略。

二、乳腺癌高危因素及筛查的重要性

国内外大量的流行病学及基础研究显示,乳腺癌的遗传和家族因素(如 *BRCA1/2* 基因突变)占 5%~10%,具有代代遗传性,是高风险因素,而非遗传因素对发病的影响,在不同地区和不同种族存在差异。已知高发病的风险因素包括月经(初潮早、绝经晚)、生育(不生育、晚生育和少生育)、外源性雌激素摄取(口服避孕药和激素替代治疗)、营养(饮酒)、身体变化(肥胖、成年期体重增加和脂肪分布);而哺乳和身体锻炼是已知的保护因素。但乳腺癌的病因仍未明确,尚缺乏有效的一级预防乳腺癌发生的措施。现在欧美国家的乳腺癌发病率上升趋势已放缓或下降,乳腺癌死亡率也呈下降趋势,一方面是由于乳腺癌综合治疗水平不断提高,另一方面也得益于乳腺 X 线筛查工作的广泛开展。欧美国家开展的乳腺癌筛查结果显示,乳腺 X 线筛查提高了早期乳腺癌的检出比例,使乳腺癌的死亡率下降 24%~64%。因此,在缺乏针对乳腺癌有效的一级预防措施的情况下,乳腺癌筛查及早期诊断仍是进一步提高乳腺癌治愈率和降低死亡率的重要途径。但我国乳腺癌在发病率不断上升的同时,尽管有乳腺癌综合治疗水平的进步,乳腺癌的死亡率却并未呈下降趋势,所以,乳腺癌筛查工作是我国重要的公共卫生课题。

三、常用乳腺癌筛查技术

乳腺癌筛查(screening)是针对无症状妇女的一种防癌措施,以早期发现乳腺癌,达到早期诊断和早期治疗,以最终达到降低人群乳腺癌死亡率为目的。乳腺癌检查的方法很多,常用的有乳腺自我检查、临床乳腺检查(clinic breast examination,CBE)、乳腺超声检查(breast ultrasound screening,BUS)、乳腺 X 线检查(mammography,MG)以及乳腺磁共振等技术,但并非所有技术都能用于乳腺癌筛查。临床乳腺检查是发现早期乳腺癌的重要步骤,通过 CBE 能发现可疑病例和选择适当的影像检查方法,但用于人群筛查并未获得明显效益。不过在乳腺癌筛查中,医务人员应摒弃不能扪及乳腺肿块就不能诊断乳腺癌的传统观点。临床上有相当比例的乳腺癌病例并无任何症状和体征,仅在影像学检查时才能发现,因此,目前乳腺癌筛查主要是应用影像学技术进行筛查。既往影像学的乳腺癌筛查和诊断缺乏统一的标准,往往是凭借医师的临床经验,对乳腺病灶进行简单的描述,因此难以为临床医师提供规范和明确的诊断依据,也不利于筛查标准的统一。1992 年,美国放射学会(American College of Radiology,ACR)制定了乳腺 X 线检查“乳腺影像报告和数据系统(Breast Imaging Reporting and Data System,BI-RADS)”分级(类)评估标准,并不断完善更新,规范了乳腺影像学筛查与诊断专业术语和临床对乳腺病灶处理的指导,临床上对于 BI-RADS 0 级(类)者建议进行其他的检查,以便对病灶进行充分的评估;BI-RADS 1、2 级(类)者考虑为良性,建议定期随访;BI-RADS 3 级(类)者,其恶性的危险性 <2%,一般建议密切随访,部分可考虑活检;而 BI-RADS 4 级(类)恶性的危险性为 3%~94%;BI-RADS 5 级(类)恶性的危险性达到 95% 以上。所以 BI-RADS 4、5 级(类)者建议临床活检。2003 年,美国放射学会又发布了 BUS 检查的 BI-RADS 分级(类)评估标准,使乳腺癌 BUS 筛查和诊断工作可以标准化和专业化,使乳腺癌筛查和诊断结果判定、质量控制以及筛查数据的统计分析等更为科学。

考虑到筛查的效果和成本效益,欧美国家主要采用基于 MG 的乳腺癌筛查模式,是目前唯一被证实能有效降低乳腺癌死亡率的群体筛查模式。MG 一直被认为是筛查和早期发现乳腺癌的金标准,但并不总是可行,特别是在资源有限的地区。这可能是由于购买和维护设备的成本高昂,以及培训和留住熟练的技术人员和放射科医师困难所导致。2014 年的数据显示,每 100 万名年龄在 50~69 岁之间的妇女,在世界上高度发达的地区,有 40~600 个 MG 筛查单位,而在撒哈拉以南非洲的大部分地区,平均只有 0~12 个 MG 筛查单位,而在亚洲的许多发展中地区,平均只有 12~41 个 MG 筛查单位,因此,MG 筛查在发展中地区并不可行。其次,研究显示 MG 对致密型乳腺病灶显像较差,诊断的敏感性仅为 30%~48%。所以,在国内外乳腺癌筛查指南中,对致密型乳腺筛查需补充 BUS 筛查。

由于目前已使用 BUS 的对照研究主要集中在已知 MG 与 BUS 相同或更差的人群中,

即乳房致密、有症状的妇女和乳腺癌高危人群。在一些地区,因资源有限,MG 检查难以广泛普及,使得乳腺筛查受到限制,而 BUS 检查更多应用于这样的人群。例如,亚洲女性乳腺组织密度高,乳腺癌发病高峰年龄小,因此 BUS 在这一人群中有可能成为更准确的乳腺癌筛查和诊断手段。2019 年,对 26 项全球乳腺癌筛查(15 项)和诊断(11 项)相关研究进行的系统回顾和荟萃分析显示,BUS 检测乳腺癌的总敏感性和特异性分别为 80.1%(95% CI 72.2%~86.3%)和 88.4%(95% CI 79.8%~93.6%);亚组分析显示,其高灵敏度和特异性与 MG 没有差别。这是对 BUS 作为乳腺癌筛查和诊断主要手段敏感性的最全面分析的文章。众所周知,BUS 对于检测致密型乳腺组织中微小的、浸润性的、淋巴结阴性的癌症是更有效的,而 MG 的敏感性从 85% 下降到 47.8% 与 64.4% 之间。研究评估认为 BUS 具有易获得、无放射性和经济实惠的优点,更容易在发展中地区推广和应用,BUS 作为一种主要的乳腺癌筛查和诊断的手段,在不同人群中均有早期发现乳腺癌的潜力。因此,在中低收入水平国家中,乳腺癌筛查的某些指南进一步支持 BUS 的使用。全球乳腺健康倡议组织提倡在资源有限的地区引入 BUS,因为这些国家的 BUS 比 MG 更为普及,这将有助于全球 50% 妇女在无法获得 MG 检查情况下,早期发现乳腺癌。日本最早于 1998 年开始将 BUS 引入乳腺癌筛查,2009 年发布了 BUS 乳腺癌筛查指南和培训方案,2016 年发布了 BUS 乳腺癌筛查召回标准[BUS 3、4 和 5 级(类)召回活检及细则],2018 年发表了 BUS 筛查召回标准的验证结果,表明 BUS 筛查召回标准的质量可控和有效。我国的乳腺癌筛查较国外起步稍晚,尚欠规范,不同地区各级各类医疗保健机构采用不同的检测手段,检出率差别很大,得出的数据不一,结论可信度低。所以,乳腺癌筛查工作除了具备相应的影像学筛查技术设备外,还需要建立乳腺癌筛查与质量控制体系,包括规范的技术培训、筛查档案、影像学检查信息资料收集与保存,筛查结果的汇总和分析与评估等,而乳腺癌筛查质量控制体系的建立将对各筛查机构质控工作的监管起到重要的作用。

四、我国乳腺癌筛查现状

为进一步推进乳腺癌早期发现、早期诊断、早期治疗,建立完善我国乳腺癌筛查与质量控制体系,探索乳腺癌筛查的中国经验,国家卫生健康委员会(原称为卫生部)、财政部、中华全国妇女联合会三部委自 2009 年开始在全国 31 个省联合实施国家农村妇女宫颈癌及乳腺癌(简称“两癌”)检查项目。其中,在第一周期(2009—2011 年),为 35~59 岁的农村妇女进行了免费的乳腺癌检查。三年间采用以 CBE 为初筛,检查异常和有高危因素妇女再做 BUS 和进一步 MG 复筛的模式,筛查了 83 万农村妇女,乳腺癌检出率为 0.52‰,原位癌比例 3%,早期癌(0+Ⅰ 期癌)比例为 28%,早期癌检出效果优于医院诊断(19%)。然而,第一周期乳腺癌筛查模式的效果和质量控制并不理想。如何规范我国乳腺癌筛查模式、流程和评估及召回标准,包括筛查人群的确定、筛查技术手段和模式及召回标准的选择、筛查频率和时间间隔、检查诊断人员需要的培训和资格的认定、确定评估指标等,以保证筛查工作质量和效果,从而使筛查的成本效益比最大化,建立符合中国国情的乳腺癌筛查体系,仍然是我们面临的主要问题和挑战。参考 2009 年广州采用的基于 CBE 和 BUS 检查为初筛的乳腺癌筛查模式的效果和质量管理经验,第二周期(2012—2014 年)全国农村妇女乳腺癌检查采用了基于 BUS 检查为初筛的乳腺癌筛查模式,即 BUS 初筛后,其 BI-RADS 分级(类)为 0、4 和 5

级(类)者进一步行 MG 复筛,其 BI-RADS 分级(类)为 0、4 和 5 级(类)者再行活检,同时初步建立了质量控制体系。全国共计筛查约 467.1 万 35~64 岁妇女,乳腺癌检出率为 0.7‰,原位癌比例为 15.3%,原位癌检出效果优于医院诊断,也优于第一周期的筛查效果。但第二周期的筛查流程中 BUS 0、4 和 5 级(类)还需 MG 复筛才能活检,造成漏检率偏高和 BUS 与 MG 筛查结果不一致时的决策困难。第三周期(2015—2017 年),进行筛查流程优化,采用基于 BUS 优化流程的乳腺癌筛查模式,即 BUS 初筛后,其 BI-RADS 分级(类)为 4 和 5 级(类)者直接行活检检查,BI-RADS 分级(类)为 0 和 3 级(类)者进一步 MG 复筛,其 BI-RADS 分级(类)为 4 和 5 级(类)者行活检检查,而 0 和 3 级(类)者由专科医师评估后决定活检。同时,通过加强基层乳腺癌筛查专业队伍建设和提高人员能力以及加强筛查质量控制体系建设,基层的乳腺癌检查项目实施水平有了进一步提高,2015 年全国共计筛查约 150 万妇女,乳腺癌检出率为 0.85‰,原位癌比例为 13%,早期癌(0+Ⅰ 期癌)比例为 39%,检出效果优于第一和第二周期的筛查效果,中国东部地区的筛查效果接近 MG 筛查。

卫生经济效益比是衡量一项公共卫生措施是否有实用价值的最重要的指标。我国相关研究结果也呈现出其效果,例如 2009—2011 年广州采用基于 BUS 的乳腺癌筛查模式(BUS 初筛,MG 复筛)筛查了 28 万农村妇女,早期癌检出率高(47%),在 40 岁以上年龄组有较好的卫生经济效益比。2015 年,中国农村妇女基于 BUS 的乳腺癌筛查多中心数据分析揭示,早期发现成本系数在 40 岁以上年龄组成本效果较好,东部和中部地区的成本效果优于西部地区(早期发现成本系数 1.65 *vs.* 3.21)。所以,在我国乳腺癌筛查资源并不充裕的情况下,采用 BUS 初筛、MG 复筛的基于 BUS 的乳腺癌筛查模式,可能更适合我国国情。

不同国家地区的乳腺癌流行病学以及社会经济文化发展有很大差异,不同技术方案间成本效益比的计算和研究的意义在不同国家与地区也会呈现很大不同。同时,不同国家与地区卫生保健系统的差异也会导致对不同的筛查技术方案组织实施的难易度不同。因此,每个国家的卫生行政管理部门应根据地区的具体情况来选择并推行适宜组织实施的技术方案。只要筛查方案能在实施地区有效运作,并发挥最大效能,这便是一个适宜的筛查方案。而且方案要有较好的质控目标,便于综合评价筛查质量和绩效,持续改进筛查工作。

为此,我国选择在农村妇女实施基于 BUS 的乳腺癌筛查技术方案是可行和有效的,是在建立中国特色乳腺癌筛查与质量控制体系下进行的,尽管还有不足的地方,如质量控制体系还不完善,规范培训不足和召回标准执行还不够严格及筛查效果还未达到 MG 效果等,但这些问题都将成为我们未来努力完善的方向,比如提高 BUS 筛查的同质性和解决超声医师不足的问题,可以研发机器人超声检查并使用网上智能辅助阅片等技术,同时也将为未来城市妇女乳腺癌筛查提供宝贵的经验参考。

(王　颀　吴久玲)

第二章

农村妇女乳腺癌筛查的组织管理

一、筛 查 目 的

为农村适龄妇女进行免费乳腺癌筛查,普及乳腺癌的防治知识,增强农村妇女自我保健意识,尽早发现乳腺高危病变和早期乳腺癌妇女,提高乳腺癌早诊早治率以及对筛查结果暂不能确定诊断的人群进行风险管理与随访。从而,逐步降低乳腺癌死亡率,改善农村妇女健康状况。

二、筛查对象与筛查内容

(一) 筛查对象

35~64 岁农村妇女(年龄计算以筛查当日为界)。

(二) 筛查内容

1. **乳腺临床检查** 所有适龄妇女均进行病史询问、乳腺视诊及触诊。

2. **乳腺彩超检查** 乳腺临床检查后进行乳腺彩超检查,并采用 BI-RADS 分级(类)评估报告系统报告彩超检查结果。

3. **乳腺 X 线检查** 乳腺彩超检查 BI-RADS 分级(类)为 0 或 3 级(类)者补充进行乳腺 X 线检查,并采用 BI-RADS 分级(类)评估报告系统报告乳腺 X 线检查结果。

4. **乳腺组织病理检查** 对乳腺彩超检查 BI-RADS 分级(类)为 4 或 5 级(类)、乳腺 X 线检查 BI-RADS 分级(类)为 4 或 5 级(类)者行组织病理检查(简称活检)。推荐经皮活检。

5. **综合评估** 对乳腺 X 线检查 0 或 3 级(类)者由副高及以上专科医师综合评估后选择随访、进一步检查或活检。

三、筛　查　流　程

（一）筛查动员

乳腺癌筛查是以健康人群为基础开展的。筛查前,应对农村适龄妇女进行宣教、动员以提升妇女对乳腺癌筛查重要性的认识和筛查参与度。开展乳腺癌筛查地区的相关部门［街道办事处、乡镇政府、居(村)委会］应组织有关人员对辖区内符合条件的适龄妇女进行摸底调查,摸清底数,建立个案登记制度,登记需要检查的人员。对符合条件的妇女积极动员其接受检查。卫生健康行政部门获得筛查地区的适龄妇女数,掌握接受乳腺癌筛查妇女占适龄妇女的比例,制订合理的筛查计划,有组织地安排到筛查机构进行检查。

（二）筛查工作流程

1. 适龄妇女签署知情同意书(附录 1),筛查机构的专业人员对所有参加筛查的适龄妇女进行登记,并填写农村妇女乳腺癌筛查个案登记表(附录 2)。

2. 由经过专业培训的医师对筛查妇女进行乳腺临床检查,特别注意一些异常症状和体征,并填写个案登记表中乳腺临床检查部分。

3. 筛查机构的乳腺超声医师应经过乳腺超声专业培训,按照规范要求对妇女进行乳腺彩超检查,应用 BI-RADS 分级(类)方法进行超声评估,填写个案登记表中乳腺彩超检查部分的内容,并将筛查结果告知筛查妇女;通知 BI-RADS 分级(类)为 4 或 5 级(类)者进行乳腺活检(推荐经皮活检方法);BI-RADS 分级(类)为 0 或 3 级(类)者进一步行乳腺 X 线检查。

4. 诊断机构负责对乳腺彩超检查 BI-RADS 分级(类)为 0 或 3 级(类)者进行乳腺 X 线检查并应用 BI-RADS 分级(类)进行评估,填写个案登记表中乳腺 X 线检查部分的内容。通知 X 线检查 BI-RADS 分级(类)为 4 或 5 级(类)者进行乳腺活检;BI-RADS 分级(类)为 0 或 3 级(类)者,由副高及以上专科医师进行综合评估,依据妇女检查情况选择随访、活检或进一步检查。诊断机构负责将最终检查结果进行登记,同时将结果反馈至筛查妇女所在筛查机构,使其完成个案登记表相关内容的填写。

5. 筛查机构负责将结果反馈给筛查妇女,并督促筛查结果异常的妇女进行进一步检查与处理。筛查机构还需负责对可疑或确诊患者的最后诊断和治疗情况进行随访,并将随访结果记录在个案登记表内。

具体内容见图 2-1 农村妇女乳腺癌筛查工作流程图。

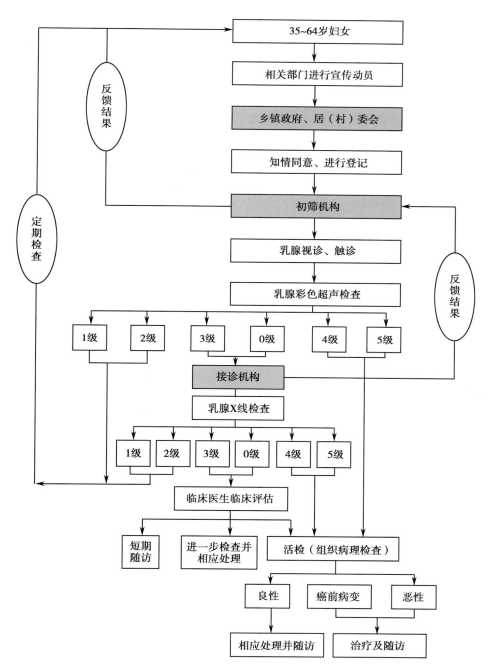

图 2-1　农村妇女乳腺癌筛查工作流程图

四、建立乳腺癌筛查网络

(一) 筛查网络

1. 农村妇女乳腺癌筛查工作应得到相关政策承诺,纳入当地卫生事业发展整体规划,成为重要的民生工程。卫生健康行政部门、财政、妇联、民政、宣传等部门共同成立乳腺癌筛查工作领导小组,负责乳腺癌筛查工作的领导、组织、协调、监督、管理等工作。

2. 各级卫生健康行政部门、妇幼保健机构是各级农村妇女乳腺癌筛查工作的组织管理和技术指导部门,要牵头成立由妇幼保健机构、综合医院相关专家组成的筛查工作技术指导组,负责督导质控以及人员能力建设等工作。

3. 筛查工作的组织管理机构要与相关部门密切合作,明确分工和职责,建立机构间联络协作机制,开展健康教育、医疗救助、贫困救助等活动。与乳腺癌筛查相关的机构部门,既包括卫生健康系统内部的各级医疗保健机构,又包括系统外的财政、妇联、民政、宣传等部门。

4. 农村妇女乳腺癌筛查服务网络应充分利用现有公共卫生和医疗服务网络,卫生健康行政部门选择辖区内具有能力的医疗保健机构为农村妇女乳腺癌筛查工作的初筛机构和接诊机构,各机构职责明确,有分工、有合作,制订区域内合理的转诊、随访等工作流程。

5. 建立乳腺癌三级防治体系　包括县(市、区)级、乡镇初筛机构,县、市级诊断机构,有条件的地区逐步建立省(市)级筛查诊断中心。

6. 明确初筛机构及接诊机构职责

(1)初筛机构职责:采集筛查妇女病史、进行乳腺临床检查和乳腺彩超检查并收集临床检查及彩超检查结果,提出医学建议,进行分类指导。对未发现异常情况者,提出定期筛查建议及预防保健指导;对筛查发现可疑或异常者,提出进一步检查、诊断或转诊的建议,并进行追踪随访;对筛查发现疾病并已明确诊断者,提出治疗或转诊的建议。转诊时应当提供转诊对象的基本信息及相关检查资料,填写转诊单。初筛机构不具备乳腺 X 线检查和活检能力的,应将需要 X 线检查或活检的患者转到指定的接诊机构进行进一步诊断。初筛机构获得接诊机构反馈的结果后,应当在 5 个工作日内通知检查对象,督促异常/可疑病例进一步检查及治疗,并在 3 个月内对其进行随访并上报相关信息数据。

(2)接诊机构职责:承担乳腺 X 线检查及乳腺活检的接诊机构应指定专人接待初筛机构转介的转诊对象,对初筛结果异常者进行进一步诊治,并及时将诊治结果反馈至初筛机构。

(3)初筛机构与接诊机构关系:条件允许的情况下,初筛机构和接诊机构可为同一家医疗保健机构,只是初筛和接诊职能由不同的科室承担,例如初筛由乳腺外科和超声检查室承担,进一步的乳腺 X 线检查由放射科承担,乳腺活检由乳腺外科承担。不具备相关能力的初筛机构和接诊机构可为不同医疗保健机构,例如初筛由乡镇卫生院承担,接诊由县级医疗保健机构承担,或初筛机构为县级妇幼保健院,接诊机构为县级综合医院或上级医疗保健机构等。

(二) 资金支持与后勤保障

1. **资金支持**　2019 年起,国家农村妇女乳腺癌检查项目划入基本公共卫生服务项目,与其他新划入项目一起共用人均 9 元费用。这就需要各地根据检查计划做好资金预算并积极筹资,资金可来源于中央财政、地方财政和社会筹资等多种渠道。制定资金补助支持方案和标准,按计划使用,提高资金利用率。财政部门应在规定时间内完成资金逐级拨付。承担乳腺癌筛查的管理和服务机构应对到位资金进行严格管理,设立专账,专款专用。

2. **物资、设备和消耗品供应** 依据农村妇女乳腺癌筛查工作的需要,确定相应物资和设备。设备、物品和耗材应与服务量匹配并功能齐全。

3. **后勤保障** 农村妇女乳腺癌筛查服务场所应满足工作需要,区域划分合理,能够保护筛查妇女隐私;提供必要、便捷的交通工具保证检查、随访等工作及时、顺利完成。

(三) 相关机构及人员要求

1. 初筛机构应持有医疗机构执业许可证,具有开展乳腺癌初步筛查的能力;配备相应人员、彩超等仪器设备及房屋等,满足检查需要;制订筛查及质控流程,明确筛查时间和工作进度。

2. 接诊机构应持有医疗机构执业许可证,应具备乳腺 X 线检查、乳腺活检等相应的仪器设备和开展相应工作的经验及诊治能力;相关医疗技术人员须具备执业资质及中级以上职称,具备相关领域的上岗证书,并经培训、考核合格后方可上岗。

五、开 展 培 训

各级卫生健康行政部门按照国家《新划入基本公共卫生服务相关工作规范》中《农村妇女"两癌"检查项目管理工作规范》制定本级培训方案和质量控制方案,定期对辖区内承担乳腺癌筛查相关工作的医疗保健机构进行培训和质量控制,规范筛查操作流程,复核各环节检查结果,对检查质量进行通报并提出改进措施。

(一) 培训对象

为保证农村妇女乳腺癌筛查工作质量,应当对筛查地区所有相关管理和专业技术人员进行培训。

(二) 培训方式

建立省级乳腺癌筛查培训基地,制订培训计划和统一培训教材,按照集中理论授课和临床技能操作相结合的原则,以基层为重点开展培训。

(三) 管理培训内容

管理方法(包括管理制度和具体要求,如工作计划、培训计划、财务管理要求等)、相关机构及人员的职责、实施方案、信息管理及上报要求、质量控制等。

(四) 技术培训内容

1. 乳腺癌的相关专业知识(流行病学、临床检查方法及诊断标准等)。

2. 乳腺彩超检查、乳腺 X 线检查、乳腺活检的操作方法、注意事项、BI-RADS 分级(类)

评估报告系统；可疑病例转诊、处理、随访；相关乳腺疾病的治疗知识；相关信息填写及质量控制要求等。

六、质 量 控 制

为了保证乳腺癌筛查工作的质量，规范筛查管理和技术流程，推进项目规范、有序实施，各相关机构均应对管理和技术各环节进行质量控制（简称质控）。初筛机构和接诊机构应定期开展自查，县级及以上妇幼保健机构依托筛查专家团队，定期对本辖区所有开展筛查工作的机构进行质量控制，并对质控结果进行通报，限期整改。

（一）质控原则

1. 遵循国家《乳腺癌筛查项目管理工作规范》的相关要求。
2. 坚持公开、公平和客观的原则。
3. 坚持逐级督导质控与自我检查并重的原则。
4. 坚持多部门配合与鼓励服务对象积极参与的原则。

（二）质控方法

1. 质控小组成员 质控小组成员由管理人员和乳腺癌筛查各相关专业技术人员包括乳腺临床、乳腺彩超、乳腺 X 线、病理和信息统计人员等组成。

2. 质控形式 质控形式包括现场质控和运用信息系统的在线质控。

（1）现场质控：①质控前，各级乳腺癌筛查工作管理机构应按照工作要求及技术服务要求，制订质控计划、准备相关材料（如质控方案、质控表格、项目县在线数据结果等）；②质控现场，利用质控表格，通过听取工作汇报、查阅相关资料、现场观察、现场考核、现场访谈等方式，了解筛查工作开展情况及存在的问题；③质控后，及时对质控结果进行现场反馈，并针对发现的问题和建议形成书面反馈报告，注明整改期限；④接受了质控的机构或地区应根据质控结果，制订和完善下一步工作计划和整改措施。

（2）在线质控：①各级农村妇女乳腺癌筛查工作管理机构应定期对本辖区上报的数据进行清理、审核，并对相关指标进行计算、分析，通过指标结果的分析比较对本辖区组织管理及检查技术质量进行实时监测，最终形成在线质控报告，并在辖区内进行公布；②有条件的地区可利用"互联网＋"技术对被质控机构上传的乳腺彩超或乳腺 X 线图像进行在线质控，并对复核结果以报告形式在辖区内进行公布。

3. 质控时限

（1）现场质控：①国家级质控组每年至少抽取 3 个省（自治区、直辖市）、每省 1~2 个县（区、市）进行现场质控；②省级质控组根据本省项目县（区、市）覆盖情况，每年对辖区内的项目县（区、市）按照一定比例抽样进行现场质控；③地市级质控组每年对辖区内的项目县（区、市）进行一次现场质控；④县（区、市）级质控组每年对辖区内所有承担项目工作的医疗卫生机构进行全面质控；⑤项目县（区、市）承担项目实施工作的医疗卫生机构开展半年度和年度内部质控活动。

（2）在线质控：国家以及省级、市级和县（区、市）级卫生健康行政部门每半年对辖区组织管理质控指标进行分析比较,每年对技术服务评估指标进行分析比较。

（三）质控内容

农村妇女乳腺癌筛查质量控制的内容包括组织管理、技术服务(包括乳腺临床检查、乳腺彩超检查、乳腺 X 线检查、乳腺活检等环节)二个方面。其具体评估内容和方法详见附录3~7。

1. 组织管理质控

(1)政府重视:①政府主导:在各级政府主导下,出台相关政策、方案(包括制订实施方案和年度工作计划、建立规范合理的工作流程、建立转诊机制和流程),成立政府主导的工作领导小组和技术指导组;②多部门合作:财政、妇联、民政、宣传等多部门积极配合支持相关工作,联合开展活动;③经费管理财政经费:中央财政经费是否足额、及时到位情况,各级配套经费的落实情况。

(2)能力建设:①专业培训:相关人员定期接受专业培训情况,培训内容是否全面、科学、准确,培训形式是否多样;②专业队伍:相关技术人员知识储备情况。

(3)督导质控:①计划安排:是否有计划地开展督导质控,如有无制订督导质控计划,是否下发相关文件;②组织实施:是否能够按照督导质控计划,组建专家组,定期开展逐级督导质控;③结果反馈:是否有督导质控相关记录和报告,是否给予及时反馈。

(4)宣传动员:健康教育的形式是否多样,内容是否科学、严谨、准确,相关材料是否发放给目标人群。

(5)信息管理:①信息人员:是否有信息管理专门人员,能否熟练操作信息系统并进行指标计算;②信息质量:上报数据的完整性、准确性和及时性;③数据利用:是否能够对数据进行分析和利用,相关指标是否写入当地妇幼卫生工作报告,是否开展科学研究或发表文章等;④文档保存:个案登记表、可疑 / 阳性病例随访登记表、汇总报表保存情况。

(6)指标实现:相关管理指标和效果指标实现情况。

组织管理相关内容的质量评估标准和方法见本书附录3。

2. 技术服务质控

(1)乳腺临床检查:乳腺临床检查科室对于参与筛查的人员要求(资质)、检查环境、人员基本技能(操作是否规范、手法是否正确、检查范围及病史询问是否全面、临床检查符合率情况等)、相关资料(病历记录、工作流程、规范、登记及随访表册等)、理论知识水平等方面情况。

(2)乳腺彩超检查:乳腺彩超科室对于参与筛查的人员要求(资质)、检查环境、设备情况、人员基本技能(操作是否规范、手法是否熟练、扫查范围是否全面、彩超检查符合率情况等)、相关资料(检查报告、病历记录、工作流程、规范、登记及随访表册等)、理论知识水平等情况。

(3)乳腺 X 线检查:乳腺 X 线科室对于参与筛查的人员要求(资质)、检查环境、设备情况、人员基本技能(操作是否规范、交流沟通是否全面、图像分辨率是否清晰、乳腺 X 线检查符合率情况等)、相关资料(检查报告、病历记录、工作流程、规范、登记及随访表册等)、理论知识水平等情况。

(4)乳腺病理检查:组织病理检查科室对于参与筛查的人员要求(资质)、检查环境、设备情况、人员基本技能(现场考核、病理切片符合率情况等)、制度流程(工作制度、流程、规范、标本处理是否及时、报告是否规范及时等)、质控(质控制度、室内质控情况及记录、室间质控情况及记录等)、信息资料(病理登记本、标本交接登记、结果反馈记录及标本存放情况等)、理论知识水平等情况。

技术服务相关内容的质量评估标准和方法见本书附录 4~7。

(四) 质控具体要求

①首次乳腺超声筛查后,召回率总体控制在 5%;②乳腺超声和乳腺 X 线检查的 BI-RADS 分级(类)符合率均达到 85% 以上;③活检率控制在 0.5%~1.0%;④活检阳性率为 20% 以上;⑤经皮活检率逐年增加;⑥乳腺癌早诊率(0+Ⅰ+Ⅱ期) ≥ 60% 以上;⑦获得 TNM 分期比例 ≥ 95%;⑧失访率 ≤ 5%(包括乳腺 X 线检查、组织病理学检查及治疗失访率)。

七、健康教育和社会宣传

在辖区内对乳腺癌防治的重要意义进行广泛宣传,逐步提高广大适龄妇女对乳腺癌防治知识的知晓率和自我保健意识,提高其主动接受乳腺癌筛查的积极性。

1. 卫生健康部门积极主动协调,发挥妇联等部门宣传组织动员的优势,深入社区、家庭开展社会宣传,动员妇女主动接受乳腺癌筛查。

2. 利用广播、电视、网络等媒体,广泛开展农村妇女乳腺癌检查项目相关政策和妇女健康知识宣传,扩大农村妇女乳腺癌检查项目的社会影响力,帮助广大妇女树立健康文明理念,培养良好的生活方式。

3. 医务人员在项目实施过程中,应当积极主动地向接受检查妇女传播乳腺癌防治核心信息,普及健康知识。为有需求的或检查结果异常的妇女提供咨询服务。

八、信息收集和管理

乳腺癌筛查信息原则上通过原妇幼重大公共卫生服务项目信息直报系统报送,报送内容主要为乳腺癌检查年度报表(由季报生成)、个案登记表(自愿)。农村妇女乳腺癌筛查工作管理或初筛单位仍要做好原始个案登记表的填写和保存,供本级单位查询或上级单位检查。

乳腺癌筛查工作开展地区应该有专人负责信息收集、整理,并以县(市、区)为单位将本地区所有乳腺癌筛查数据进行报送。市级以上卫生健康部门应在规定时间内完成数据审核。所有检查信息要及时录入,对检查异常的病例要加强追访,收集进一步检查、诊断结果及治疗结局的信息,失访率应 ≤ 5%,并按照要求及时上报。

九、乳腺癌筛查工作管理与效果评价

为有效评价乳腺癌筛查工作管理现状和效果,特制定以下核心指标,并对指标定义、计算方法、评分标准进行详细描述,具体内容见表 2-1。

表 2-1　乳腺癌筛查工作管理与效果评价指标表

指标名称	指标定义	计算公式	指标评价
			评分标准
农村妇女乳腺癌筛查目标人群覆盖率	该地区统计年度内实际进行乳腺癌筛查的 35~64 岁农村妇女人数占该地区按照计划周期应进行乳腺癌筛查的 35~64 岁农村妇女人数的比例	该地区统计年度内实际进行乳腺癌筛查的 35~64 岁农村妇女人数 / 该地区统计年度内按照计划周期应进行乳腺癌筛查的 35~64 岁农村妇女人数 ×100%	≥上一一年度覆盖率
乳腺癌检出率	该地区统计年度内实际筛查出乳腺癌人数占该地区进行乳腺癌筛查人数的比例	该地区统计年度内实际筛查出乳腺癌人数 / 该地区进行乳腺癌筛查人数 ×1 000‰	当地或全国发病率的 1.5~3 倍
乳腺癌早诊率	乳腺癌早期诊断比例	该地区统计年度内实际进行乳腺癌筛查人数中结果 TNM 分期为 0 期 + Ⅰ 期 + Ⅱa 期的人数 / 该地区统计年度内实际进行乳腺癌筛查人数中检查结果为乳腺癌的人数 ×100%	≥ 60%
早期乳腺癌比例	乳腺癌患者中 TNM 分期为 0 期 + Ⅰ 期人数所占比例	该地区统计年度内实际进行乳腺癌筛查人数中 TNM 分期为 0 期 + Ⅰ 期的人数 / 该地区统计年度内实际进行乳腺癌筛查人数中检查结果为乳腺癌的人数 ×100%	≥ 30%
原位癌或导管原位癌比例	乳腺癌患者中 TNM 分期为 0 期人数所占比例	该地区统计年度内实际进行乳腺癌检查人数中乳腺癌筛查结果 TNM 分期为 0 期的人数 / 该地区统计年度内实际进行乳腺癌筛查人数中检查结果为乳腺癌的人数 ×100%	≥ 5%
早治率	乳腺癌早期诊断患者中接受治疗的比例	早期诊断人数中接受治疗的人数 / 早期诊断人数 ×100%	≥ 90%
治疗率	检出乳腺癌患者中接受治疗的比例	该地区统计年度内进行乳腺癌筛查的 35~64 岁农村妇女中检查结果为乳腺癌并接受治疗的人数 / 该地区统计年度内进行乳腺癌筛查的 35~64 岁农村妇女中检查结果为乳腺癌的人数 ×100%	≥ 90%
召回率	进行乳腺癌筛查的 35~64 岁农村妇女中进一步接受乳腺 X 线检查和超声后直接活检人数的比例	该地区统计年度内实际进行乳腺癌筛查的 35~64 岁农村妇女中进一步接受乳腺 X 线检查和超声检查后直接活检人数之和 / 该地区统计年度内实际进行乳腺癌筛查的 35~64 岁农村妇女数 ×100%	5%

续表

指标名称	指标定义	计算公式	指标评价
			评分标准
乳腺 X 线检查率(%)	乳腺 X 线实查人数占乳腺 X 线应查人数的比例	该地区统计年度内实际进行乳腺癌筛查的 35~64 岁农村妇女中实际接受乳腺 X 线检查的人数 / 该地区统计年度内进行了乳腺癌筛查的 35~64 岁农村妇女中彩色超声检查结果为 0 类或 3 类的妇女人数 ×100%	≥ 95%
病理检查率(%)	乳腺组织病理实查人数占乳腺组织病理应查人数的比例	该地区统计年度内实际进行乳腺癌筛查的 35~64 岁农村妇女中实际接受乳腺组织病理检查的人数 / 该地区统计年度内实际进行乳腺癌筛查的 35~64 岁农村妇女中应进行组织病理检查的人数 ×100%	≥ 95%
活检率	进行乳腺癌筛查的 35~64 岁农村妇女中接受乳腺病理活检的比例	该地区统计年度内实际进行乳腺癌筛查的 35~64 岁农村妇女中进一步接受乳腺病理活检的人数 / 该地区统计年度内实际进行乳腺癌筛查的 35~64 岁农村妇女数 ×100%	0.5%~1.0%
获得分期比例	筛出的乳腺癌患者中获得 TNM 分期的比例	该地区统计年度内进行乳腺癌检查的 35~64 岁农村妇女中检出乳腺癌并获得 TNM 分期的人数 / 该地区统计年度内进行乳腺癌检查的 35~64 岁农村妇女中筛查结果为乳腺癌的人数 ×100%	≥ 95%

（赵艳霞　马　兰　吴久玲）

第三章

健康教育与乳腺自我检查技术

一、健　康　教　育

　　健康教育是通过有组织、有计划、有目的、系统的社会教育活动,通过保健知识和技术的传播,促使人群自觉地接受正确的健康理念,建立正确的健康意识,并采取有益于健康的行为与生活方式,根除或者减少影响健康的危险因素,达到预防和减少疾病,促进身心健康和提高生活质量的目的。健康教育是一种带有健康理念传播和生活方式传授的教育活动。在乳腺癌筛查工作中,健康教育必须贯穿始终。

(一) 健康教育在乳腺癌筛查工作中的意义

　　为适龄妇女定期进行乳腺癌筛查是党和政府的惠民工程,并成为国家基本公共卫生服务项目的内容之一。在乳腺癌筛查过程中,应当通过健康教育手段为妇女普及国家针对健康的相关政策,让广大妇女知晓党和政府对她们的关爱,了解"两癌"筛查的意义和其能享受到的服务,使妇女积极支持、宣传和参与这项公共卫生服务项目,从而提升妇女整体健康水平。

　　在乳腺癌筛查工作中进行健康教育,可以使广大妇女了解和接受乳腺癌防治知识,自觉养成良好的生活习惯,主动参与乳腺癌筛查,并能影响其周围其他女性,长期坚持下去,可以达到以点带面、提升妇女群体健康素养的效果。

　　城市知识女性工作压力较大,很少主动学习乳腺癌防治知识。同时大多数单位将一般体检纳入单位福利,使部分职业女性走入一般体检可以代替乳腺癌筛查的误区,而一般健康体检如果不包含乳腺癌筛查项目则达不到乳腺癌筛查的目的。健康教育可以增强女性对乳腺癌筛查的正确认识,帮助其走出误区。

　　农村妇女,特别是欠发达地区的妇女,受文化水平的限制,乳腺癌防治知识更加贫乏,主动进行乳腺健康检查和乳腺癌筛查的比例非常低,通常在确诊时多数已是中晚期,治疗费用高,生活质量差,生存期短,可能会导致因病致贫、因病返贫。通过健康教育,提高她们参加乳腺癌筛查的主动性和依从性,不仅有益于自身健康,对于健康扶贫和健康帮扶也有非常重要的意义。

在乳腺癌筛查中开展健康教育不仅有益于适龄妇女,也可使地方政府、妇联、工会等组织了解乳腺癌筛查的基本原理、方法和意义,可以提高地方政府和社会组织对乳腺癌筛查的重视程度和支持力度,有助于提高乳腺癌筛查效率。同时,开展社会动员及科普宣传,也可以引起当地媒体和宣传部门的关注,提高其重视程度,能够更加主动和深入地宣传报道乳腺癌筛查工作,营造守护妇女健康的良好社会氛围。此外,开展面向专业医务人员的健康教育也颇为有益,可以提高自身的专业水平、演讲水平和沟通交流能力,进而促进综合素质的提升。

(二) 开展乳腺癌筛查健康教育的注意事项

1. 医务人员应该具有高度的社会责任感和严谨的工作作风,除了具有扎实的医学专业知识外,还必须了解国家相关政策、妇幼卫生工作方针,具备健康教育学、美学、心理学等知识,学习掌握健康教育技能和技巧,把健康教育工作作为提升自己专业素质和影响力的重要手段,主动而为。

2. 通过健康教育传授的知识应该是经过医学科学研究或临床实践证实的,不应该讲解学术争议。在传播医学科学知识的同时,还要特别注意纠正错误的传言甚至谣言。

3. 要根据本地文化特点和不同群体的特点(包括年龄、职业、文化水平等),采用不同的健康教育形式和传播途径。老年人记忆力下降,听力、视力也有不同程度的降低,在进行健康教育时应注意加强重复、强化;对于文化程度比较低的妇女,医学知识比较匮乏,理解能力差,要用通俗易懂的语言现场面对面口头讲解;对于文化程度较高的妇女,如教师、公务员等,对健康教育接受程度比较高,可以对其发放健康教育手册等文字类材料;比较年轻的群体,可以利用年轻人关注度高的新媒体平台播放生动、易接受的健康教育视频。

4. 要注意调动健康教育对象的积极性,倡导参与式健康教育,使妇女人群从被动接受者转变为主动参与者。通过现身说法、网络传播等,大大提高健康教育的效果以及传播的广度和深度。

5. 开展乳腺癌筛查健康教育时应以科学、平等和尊重的态度与服务对象交流有关乳腺癌筛查的敏感话题以及问题。尤其在宣教对象有可能为乳腺癌患者时,更应注意沟通技巧及其心理状态。

6. 健康教育工作应循序渐进,持之以恒,不可能一劳永逸。所以每次进行健康教育的选题不宜大而全,而应该小而精。在进行健康教育时,要主动取得政府有关部门、妇联、工会等组织及各种媒体的帮助和支持。

7. 应注重对健康教育效果进行评价,以利于总结经验,不断完善健康教育内容和方式。可采用多种方法进行效果评价如问卷调查、出口访谈等形式,了解服务对象对核心信息掌握情况。

(三) 乳腺癌筛查健康教育的方法与形式

1. 发放健康教育科普材料

(1)纸质印刷材料:包括健康教育手册、折页、单页、画册等。其中健康教育手册应定位目标人群,以文字为主,信息量比较大,内容比较系统,如果辅以插图,能提高可读性。制作纸质宣传材料时要注意内容选取,把握重点,文字不宜太长,以免阅读者失去耐心。

(2)影像视听材料:主要以健康教育光盘为主。优点是内容承载量更大,传播比较迅速、传播范围广;缺点是成本比较高。

(3)实物传播材料:如台历、扇子、伞、手提袋、围裙等。优点是因其有生活实用性而更容易引起百姓的兴趣,且存留时间比较长;缺点是承载力小,信息量有限,无法传播更多的知识。

2. 墙面科普宣传

(1)宣传栏:医疗机构、社区的科普教育宣传栏张贴海报等。优点是定位于重点人群,且健康教育信息一目了然,制作比较容易,成本较为低廉。

(2)灯箱广告:公交车站、地铁的灯箱广告宣传。优点是宣传地点人流量大,健康科普信息容易被更广泛的人群所看到,覆盖面广;缺点是成本较高。

3. 影像宣传 制作影视宣传片,在医院候诊厅等场所、公共交通移动电视等进行播放。优缺点同墙面科普宣传。

4. 传统报刊媒体 如本地晚报、本地电视台节目、广播节目等。优点是受众面广,且传统媒体多有官方背景,权威性强,易取得妇女人群的认可。

5. 新媒体健康教育推送 利用微信公众号、微博、抖音等平台进行健康教育信息的推送。优点是不受时间、场所及形式限制,受众面比较广;缺点是容易被覆盖,需要反复推送,且需要不断扩大新媒体平台受众人群,保证更广的人群能收到信息。

6. 戏剧和小品 将乳腺癌筛查的实例、核心信息编入戏剧或小品中,在商业中心或社区活动中表演。

7. 健康教育科普讲座 面对面授课,可同时咨询、答疑及互动等,是健康教育的主要形式之一。讲座的场所不受位置等限制,如果在医院外,需事先了解讲座场所的基本条件,如空间大小、是否安静、采光及安全情况等;可事前联系妇联、居委会或村委会妇女干部等,请其协助寻找场地和召集听课人群等;讲座时间要适度,以 40 分钟左右为宜,可另外增加 10~20 分钟咨询答疑环节;如果听课群体比较年轻,应在讲座前后进行讲座效果的测试,同时征求对讲座内容、讲座方式、讲座技巧、场所及时间安排的意见和建议。

8. 义诊活动 在进行义诊诊疗活动的同时,可进行一对一的健康教育,也可同时进行健康讲座。在义诊活动前,要认真策划义诊方案,包括义诊主题,义诊场所,参加义诊的医护人员,能接待的接受义诊服务的妇女人数,义诊流程,是否请领导讲话,邀请何种媒体进行报道以及微信推送等。

9. 个体化健康教育 主要是对到医疗保健机构就诊的妇女进行一对一的健康宣教,虽然单次受众比较少,但妇女接受度比较高,长期坚持,可以取得较好的效果。

10. 大型综合性健康教育宣传活动 一般会结合某些政策或健康教育核心知识的发布,同时开展科普讲座、专家座谈会、群众互动等形式的综合健康教育活动。优点是形式新颖,寓教于乐,可邀请媒体进行报道,同时利用新媒体进行现场活动推送和知识推送来扩大影响力。

(四)乳腺癌筛查健康教育的主要内容

依据本次健康宣教的目的、受众、时间等确定宣教内容,通常乳腺癌筛查的健康宣教需要包含以下几方面：

1. 乳腺癌筛查的必要性　乳腺癌是威胁妇女健康的主要恶性肿瘤,高居女性恶性肿瘤发病率之首。然而,随着医疗水平的发展,如果早期发现、早期治疗,乳腺癌是完全有可能治愈的,不仅可以提高生存率和生活质量,而且治疗成本低,还可以通过选择保乳手术,保持女性特征的完美,减少乳腺癌对女性身心造成的伤害。

2. 乳腺癌高风险人群　①携带与乳腺癌相关的突变基因或具有乳腺癌、卵巢癌家族史,即一级亲属(母亲,女儿,姐妹)中有乳腺癌患者的妇女;②乳腺组织密度高,东方妇女的乳腺组织即属于密度比较高的类型;③月经初潮早(<12 岁)或绝经迟(>55 岁);④未婚、未育、头胎足月妊娠时年龄 >30 岁,以及未经历过哺乳等;⑤经乳腺组织病理检查证实乳腺不典型增生;⑥胸部因某种原因接受过高剂量放射线照射;⑦长期服用外源性雌激素,如接受女性激素替代治疗等;⑧绝经后肥胖、长期过量饮酒等;⑨卵巢上皮癌、输卵管癌、原发性腹膜癌病史。

3. 控制高危因素、降低发病风险　女性在日常生活中应做到:①养成良好的饮食习惯、注意营养均衡,坚持体育锻炼,保持心情舒畅,避免烟酒;②提倡适龄生育和母乳喂养;③不擅自使用外源性雌激素;④积极治疗不典型增生等乳腺疾病。

4. 乳腺癌的常见症状　乳腺癌早期可以没有任何症状或体征,多在定期体检或筛查时发现。因此应定期进行筛查,以便尽早发现病情,及时治疗。如果治疗不及时,随着病情进展,可能出现以下症状:①乳房无痛性肿块,质硬,边缘不规则,表面不光滑,多为单发;②乳头有血性分泌物;③乳头乳晕改变:乳头或乳晕处出现表皮糜烂、湿疹样改变,乳头回缩(凹陷);④乳房皮肤改变,局部凹陷,出现"酒窝征"或"橘皮样"改变;⑤乳房显著增大、红肿,变化进展较快;⑥腋窝淋巴结肿大,有时出现腋窝内有物体挤压的感觉。

5. 乳腺癌筛查间隔

(1)20~39 周岁的女性:一般风险人群,不推荐进行乳腺癌筛查;高风险人群进行个体化筛查。

(2)40~49 周岁的女性,建议每年进行一次乳腺癌筛查。

(3)50~69 周岁的女性,建议每 1~2 年进行一次乳腺癌筛查;高风险人群,每年进行一次乳腺癌筛查。

(4)70 周岁及以上女性,建议每 2 年进行一次乳腺癌筛查。

6. 乳腺癌筛查方法

(1)乳腺临床检查:所有适龄妇女均应进行乳腺的视诊、触诊,并筛选出有症状和无症状人群,并为超声筛查 BI-RADS 分级(类)评估提供参考。

(2)乳腺超声筛查:乳腺临床检查后进行乳腺超声检查,是目前我国农村妇女乳腺癌筛查的主要初筛方法。

(3)乳腺 X 线摄影检查:乳腺超声 BI-RADS 分级(类)评估为 0 或 3 级(类),需进一步检查者,应按照医师建议进行乳腺 X 线复筛检查。

(4)乳腺活检:超声初筛阳性和乳腺 X 线复筛阳性者需要行乳腺活检确诊。

7. 当地乳腺癌筛查政策　由当地相关部门参照国家相关政策制定并公告。

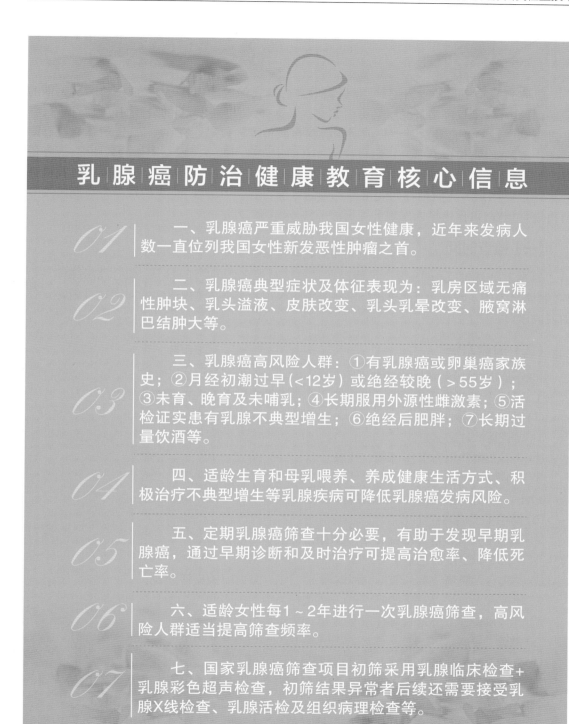

乳腺癌防治健康教育核心信息

01 一、乳腺癌严重威胁我国女性健康，近年来发病人数一直位列我国女性新发恶性肿瘤之首。

02 二、乳腺癌典型症状及体征表现为：乳房区域无痛性肿块、乳头溢液、皮肤改变、乳头乳晕改变、腋窝淋巴结肿大等。

03 三、乳腺癌高风险人群：①有乳腺癌或卵巢癌家族史；②月经初潮过早（<12岁）或绝经较晚（>55岁）；③未育、晚育及未哺乳；④长期服用外源性雌激素；⑤活检证实患有乳腺不典型增生；⑥绝经后肥胖；⑦长期过量饮酒等。

04 四、适龄生育和母乳喂养、养成健康生活方式、积极治疗不典型增生等乳腺疾病可降低乳腺癌发病风险。

05 五、定期乳腺癌筛查十分必要，有助于发现早期乳腺癌，通过早期诊断和及时治疗可提高治愈率、降低死亡率。

06 六、适龄女性每1~2年进行一次乳腺癌筛查，高风险人群适当提高筛查频率。

07 七、国家乳腺癌筛查项目初筛采用乳腺临床检查+乳腺彩色超声检查，初筛结果异常者后续还需要接受乳腺X线检查、乳腺活检及组织病理检查等。

图 3-1　乳腺癌防治健康教育核心信息图样

二、乳腺自我检查技术

乳腺自我检查是妇女自愿地、有意识地进行自我保健的内容之一,是一种简易无创的乳房保健方法,不仅经济、便捷,且可由妇女本人选择每月月经周期的最佳时间进行检查,并能进行动态观察及自我对比。目前对于乳腺自我检查的效果还存在争议,一般认为没有降低死亡率的效果,但也有研究提示自我检查有助于发现小的或淋巴结阴性的乳腺癌,能降低"间期癌"的发生率。妇女对乳腺自我检查方法的掌握程度和依从性是影响乳腺自我检查效果的重要因素。目前推荐妇女掌握正确的乳腺自我检查方法,自查发现异常应到医院专科再进行复查,可作为早期发现乳腺癌的一种较经济的方法。

(一) 检查时间

原则上每月检查一次,检查最佳时期是每次月经来潮的第9~11天,此时乳房腺体最松软,触痛最轻微。对于已绝经妇女,包括人工绝经或自然绝经的妇女,可固定每月最易记住的时间进行。

(二) 检查方法

结合视诊与触诊,具体步骤如下:

1. **视诊**　室温需适宜,光线要充足,立位或坐位,面对镜子,目测双侧乳房。

(1)视诊前准备:

1)双手高举过头。

2)双手叉腰并用力下压,挺胸、收腹。

3)双手轻松下垂。

以上3个动作连续地、慢慢地做数次。

(2)视诊主要内容:

1)双侧乳房外形是否左右对称、大小相似。

2)皮肤有无过度的色素沉着。

3)皮肤有无脱屑、潮红、皱缩、肿块、隆起、下陷、溃烂或橘皮样外观。

4)乳头有无内缩、抬高、凹陷,有无分泌物。

5)腋窝和锁骨上下是否对称或有隆起。

2. **触诊**

(1)立位触诊:可在洗澡时,双手涂抹肥皂以便于滑动。

1)一手放于脑后,另一手将示、中和无名指并拢,用三指的第一节指腹来触摸另一侧的乳房。

2)以按压、螺旋、滑动、前进的方式,检查整个乳房,可从乳房外上方开始由外向内螺旋式前进,右侧依顺时针方向,左侧依逆时针方向,从外圈起至少3圈,每1圈应有重叠,直至乳头,再逐步向腋窝方向触摸有无肿块。可分2次进行,一次轻压感觉皮肤下的改变,另一次重压感觉深部乳房组织的改变。

3)拇指、示指轻捏乳头,观察有无分泌物。有1~2滴透明或白色的液体是正常的;有黄色、暗红色或脓液样液体流出是不正常的。

4）用拇指、示指拉起乳头，并向下按压，检查乳头下方有无硬块。

5）一边的乳房检查后，再以相同方法检查另一边的乳房。

6）触摸锁骨上方、胸骨中线、肋骨下缘及腋下有无异常，尤其是淋巴结的肿大。

（2）卧位触诊：双手可涂抹润肤乳液，以便于滑动。

1）取平卧位，头下不放枕头。

2）被检乳房侧的肩胛下放一个小枕头，再将同侧的手放在头后，使乳房组织更均匀地分布在胸部，对乳房大或乳腺增生明显者最适宜。

3）检查方式与立位触诊相同。

（三）注意事项

1. 除定期检查外，洗澡时用手在乳房上滑动，手指触摸乳房各部分，容易发现病变。

2. 如有乳头溢液，应注意其是奶酪样、清水样、黄色浆液性还是血性，且注意溢液的孔数，因为情况不同可能提示不同的病变。并要观察乳头周围有无红肿、糜烂。

3. 对于较丰满或下垂型乳房，可用手托起乳房后检查，也可弯腰使乳房下垂后进行检查。

4. 第一次检查时应详细记录乳房情况，以后每次以此为标准进行比较，发现异常应及时到医院专科就诊。在检查时如发现双乳不对称，如有肿块或腺体增厚，应引起重视。

（四）自我检查的核心信息

1. 乳腺癌是女性最常见的癌症之一，乳腺癌的发病率已跃居为女性癌症的首位，并有继续上升的趋势，对女性的健康构成了极大的危害，应引起重视。

2. 乳腺癌是浅表的恶性肿瘤，及早预防、及早发现、及早治疗，可以得到极好的效果。

3. 请用你的双手，保护你的乳房健康，提倡每月乳房自我检查，是早期发现乳腺癌的有效措施。

4. 什么时候是自查的最佳时间？每次月经来潮的第 9~11 天，此时乳房的组织最为松软，容易发现异常；怀孕或已绝经的女性可在每月的首日或固定某一天。

5. 一旦发现异常，立即就医！就医请到国家正规医疗机构，至乳腺外科或普外科就诊。

（马祥君　韩历丽　赵艳霞　吴久玲）

第四章

临床乳腺检查技术

　　临床乳腺检查（clinical breast examination，CBE）是发现早期乳腺癌的重要步骤，有利于发现可疑病例和选择适当的进一步检查方法。乳腺癌的临床表现不仅仅是乳腺肿块，还可为乳腺腺体局限性增厚、乳头病理性溢液、乳头糜烂或乳头方向的改变等，不少早期乳腺癌甚至没有任何阳性临床体征。然而，印度和很多国家做了临床乳腺检查技术研究，以单独临床手诊进行筛查，效果不佳，即使在贫困地区也不建议将其单独作为筛查手段。因此，更为重要的是希望超声医师进行超声筛查前进行临床乳腺检查，在节约成本的同时，也能帮助超声医师进行 BI-RADS 分级（类）0 级（类）的判别。临床乳腺检查方法包括视诊和触诊，检查范围包括乳腺和区域淋巴结。

一、视　　诊

　　乳房视诊要在明亮光线下进行，并充分暴露双乳两侧进行对比检查。

　　1. 外观　　检查双乳外形、大小、位置是否对称。局限性隆起是浅表肿瘤的表现之一。如肿瘤侵犯 Cooper 韧带造成皮肤牵引则可表现为"酒窝征"（图 4-1）。

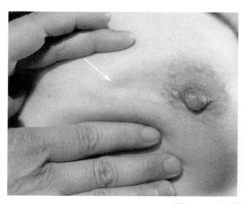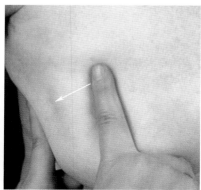

图 4-1　皮肤酒窝征

2. 皮肤　检查皮肤有无红肿及破溃。一般弥漫性红肿通常为急性炎症的表现，但炎性乳腺癌也可表现为皮肤红肿，部位多位于乳晕周围。典型的肿瘤细胞造成真皮淋巴管堵塞回流障碍时为"橘皮样"改变（图4-2）。

3. 乳头　检查双侧乳头是否对称，有无回缩或方向改变，如肿瘤侵犯可有乳头方向的变化；表皮有无糜烂、破溃或湿疹样改变，应注意排除乳头湿疹样癌（图4-3）。

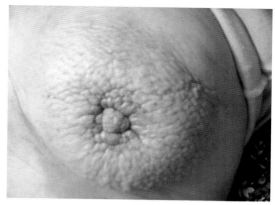

图 4-2　皮肤橘皮样改变

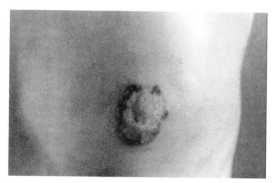 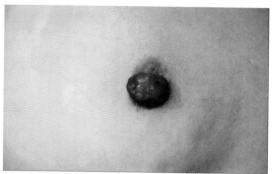

图 4-3　乳头湿疹样改变

二、触　　诊

触诊一般采取坐位或仰卧位，若有症状，检查自健侧开始然后检查患侧，若无症状可从右侧开始检查，应动作轻柔。

1. 检查顺序　按照乳房—腋窝淋巴结—锁骨上区淋巴结的顺序进行，全面触诊，不能遗漏。

2. 手法技巧

（1）乳房触诊：将中间3个手指并拢，掌指关节略弯曲，用指腹（而不是指尖）进行触摸，每一区域都应当进行环状触摸，就像在触摸硬币的边缘一样；触摸的每一点都应当用轻、中、重三种压力做3个环状触摸（图4-4），以保证各个深度的组织都可以被触摸到；乳头应注意检查其活动度，乳头内有无肿瘤，乳管有无病理性溢液，注意溢液的性质、溢液量及溢液乳管孔数。检查手法有竖条式、轮状式和放射式三种方式（图4-5）。

（2）腋窝及锁骨上区淋巴结触诊：先从胸壁外侧开始，逐步向腋顶、锁骨上区、胸锁乳突肌进行，明确淋巴结肿大的数目、大小、硬度、活动度及是否融合，即使发现较小但质地较硬的淋巴结，也有重要的参考意义。细致检查一侧中等大小的乳房及区域淋巴结大约需要3分钟，双侧需6分钟左右。

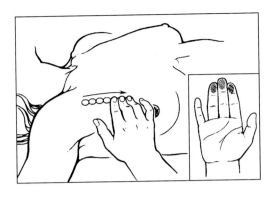

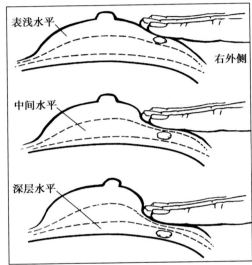

图 4-4 中间 3 指环状触摸及触诊压力

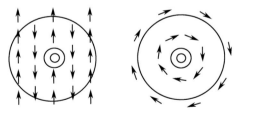
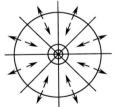

图 4-5 竖条式、轮状式和放射式触诊方法

3. 乳房肿块检查描述

（1）腺体局限性增厚和肿块：乳腺触诊需要区分三种情况，即正常乳腺、腺体局限性增厚和肿块。腺体局限性增厚指较正常腺体为厚的腺体组织，通常为片状，多结节样，边界不清，可大可小，但不遍布全乳。应注意局限增厚腺体是单侧或是双侧对称性的，且应问清患者增厚腺体是否随月经周期变化。不随月经周期变化的不对称腺体局限性增厚需要引起重视。而肿块则是指相对孤立，更为局限，若为多个肿块，但其边界常是可测量的。

（2）部位：检查发现肿瘤或其他异常，应明确其部位，最好以时钟位置标明，测量肿块与乳头、乳晕的距离。如在近腋窝处发现肿瘤,在排除为肿大淋巴结后应注意是否为副乳腺或副乳腺肿瘤。

(3)形状、边界及表面情况:描述肿块为片状、球形或不规则形;边界清晰、尚清或不清;表面光滑、欠光滑或结节状。

(4)大小:测量肿块两个互相垂直的最大径线,对于不能测量的要记录其大概范围。

(5)数量:记录肿块的具体个数,最好画图注明。

(6)质地:肿块的硬度以软、韧、硬或囊性描述,质地对于肿瘤性质的判断有较大意义。

(7)活动度:肿块的活动度是肿块与乳腺本身以外组织间的关系,如胸肌及皮肤等。嘱患者叉腰,如肿瘤活动度减小表明已与胸肌筋膜发生粘连;如失去活动性则为胸肌筋膜或胸大肌受累;胸肌松弛状态下如肿瘤固定则为胸壁受累的表现。用拇指与示指轻捏肿块表面皮肤,如出现"酒窝征"则表明有皮肤粘连。

三、注　意　事　项

1. 检查时间　建议每次月经来潮的第 9~11 天进行为宜。

2. 检查要注意全面,尤其注意避免遗漏乳腺尾叶及乳头乳晕后部位。

3. 检查前要了解受检妇女处于月经周期的哪个阶段,因为月经来潮前期及月经期的乳房肿胀可影响触诊的感觉,进而影响诊断。

四、质　量　控　制

1. **人员、环境设施与制度**　要求临床乳腺检查由专人负责,接受过省级或地市级卫生健康行政部门(或其委托机构)组织的专项培训;检查室的空间、布局及设置应符合要求,能够保护检查对象隐私,环境舒适,有保暖、降温及预防医院感染等设施,有乳腺癌筛查工作制度、流程及技术规范。

2. **数据采集与信息登记**　主要是检查受检者个人信息记录完整情况,乳腺检查登记表、阳性 / 可疑病例登记表填写情况,阳性 / 可疑病例是否正确转诊等。

3. **质控方法与指标**　对人员、环境设施及相关制度进行现场观察、考核及进行医务人员访谈。检查人员有无培训证书或培训通知、培训资料、现场照片等。重点在临床乳腺检查基本技能的质控,采取现场考核方式:筛查医师对至少 5~10 名妇女进行病史询问及检查,如无受检者,则进行模拟操作,了解检查人员病史询问是否全面、操作手法是否规范、检查范围是否全面,阳性、阴性结果判断是否正确,此项与 BI-RADS 分级(类)有关;阳性结果质控重点在肿块大小及腋窝淋巴结有无肿大,此项与分期有关。专家抽取质控当日 5~10 名筛查妇女现场复核,临床检查要求符合率应达到 85%。

（杨剑敏　王　顼）

第五章

乳腺超声检查技术与 BI-RADS
分级（类）评估

乳腺超声检查（breast ultrasound screening，BUS）是乳腺影像诊断的主要手段之一，它是将声学原理、电子技术及计算机技术等相结合，通过观察乳腺肿块的大小、形态、超声回声特点、血流分布及血流参数情况，对乳腺疾病和良、恶性肿块进行诊断和鉴别诊断。近年来三维超声成像、超声弹性成像、超声声学造影、介入超声等超声技术的应用，弥补了二维超声的不足。三维超声成像技术获得肿块立体空间结构信息；超声弹性成像技术利用组织的弹性系数评估肿块的硬度；超声声学造影可了解到乳腺肿块的血管数目、走行和分布；介入超声对乳腺肿块的定位、活检等引导乳腺微创外科的发展。随着超声仪器技术的不断改进，BUS在乳腺疾病的诊断和治疗方面将具有更大的临床价值。

BUS 联合 MG 能有效提高乳腺癌的检出率，特别是对致密型乳腺，仅用 MG 的检出率为 48%，联合 BUS 检出率达 97%。BUS 和 MG 两者均阴性时，乳腺癌发生的风险性不到3%。因此，BUS 常与 MG 联合用于乳腺癌的筛查、诊断和随访。目前，我国农村妇女乳腺癌筛查采用 BUS 进行初筛，可疑或异常者采用 MG 进行复筛的技术路线，因此，BUS 技术培训和质量控制显得尤其重要。

一、乳腺超声检查的方法

（一）乳腺超声检查的体位

检查前患者无需特殊准备，常规采取平躺仰卧位，两臂自然外展上举双手分别置于头部左右两侧。

（二）乳腺超声检查仪器调节及注意事项

乳腺超声检查多采用彩色超声检查仪，检查条件选择预设置为"浅表器官／乳腺"。一般采用 7.5MHz 以上的高频线阵探头,在满足穿透力的情况下,应尽可能选用频率较高的探头,可选用 9~12MHz。如肿块位置表浅,近场伪像多难以鉴别囊性或实性时需提高探头频率;如肿块位置较深,且占位较大时需降低探头频率。

1. 适当调整仪器的二维图像深度(图 5-1)、增益及对比度(图 5-2),使图像清晰,层次分明为最佳。

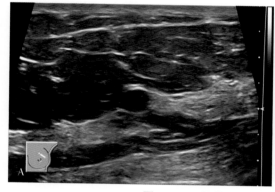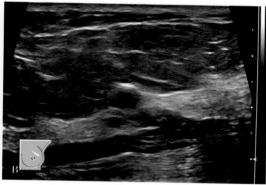

图 5-1　A. 仪器深度调整过小;B. 仪器深度调整适度

2. 调整仪器的二维图像聚焦于重点观察的部位(图 5-3)。
3. 适当调整彩色多普勒彩色血流量程,以不出现噪声为宜(图 5-4)。
4. 彩色多普勒取样框应根据病灶大小调节,取样框需含病灶部位(图 5-5)。
5. 彩色多普勒血流取样门应根据病灶内取样血管内径大小进行调节,取样门应置于取样血管内(图 5-6)。

(三)乳腺超声检查扫查方法

1. 应结合乳腺触诊情况进行检查。
2. 探头置于乳房上适度加压,不宜过度用力,以免使一些细小的病灶变得不明显;腺体组织松弛者易出现声衰减,可适当加压。压力也不宜太轻,以免探头与皮肤接触不良。
3. 将探头置于乳腺区,以乳头为中心,顺时针或逆时针行斜切连续扫查或纵切、横切连续扫查。建议固定程序扫查,相互重叠,避免遗漏。
4. 超声扫查范围应达乳腺及其周围组织,注意观察前后脂肪层、Cooper 韧带等结构是否有病变。
5. 如发现可疑病灶,取样应包括至少互相垂直的两个切面或更多的切面图像以确认病灶的存在。
6. 对双侧腋窝纵、横切面超声扫查。乳腺的恶性肿瘤常发生腋窝淋巴结转移,因此,当检查发现乳腺肿块时,应注意检查同侧腋窝淋巴结情况。
7. 图像记录时做好体表及探头切位方向标记。

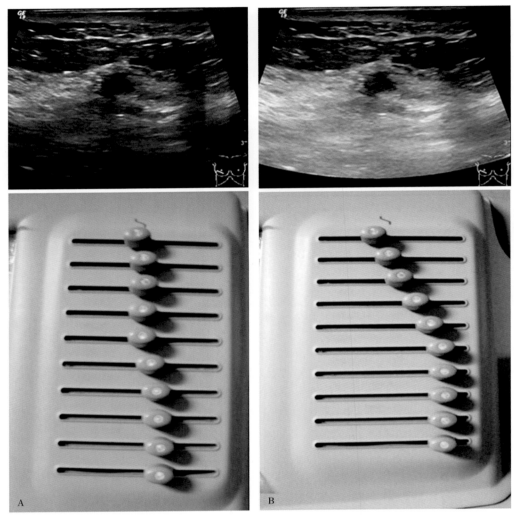

图 5-2　A. 二维图像增益调节适度;B. 二维图像增益过大

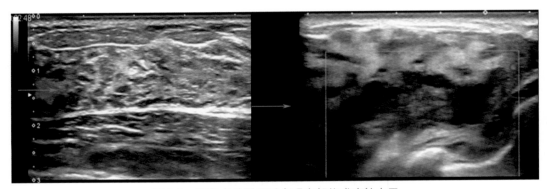

图 5-3　聚焦点放置于重点观察部位或病灶水平

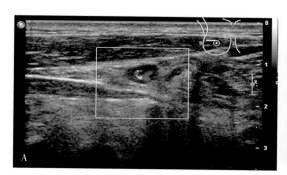
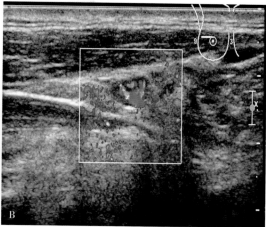

图 5-4　A. 彩色血流量程调节适度;B. 彩色血流量程调节过度

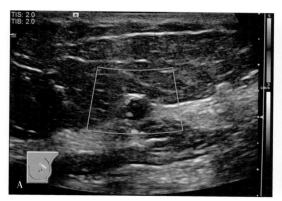
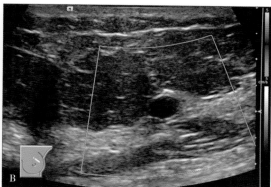

图 5-5　A. 取样框调节适度;B. 取样框过大

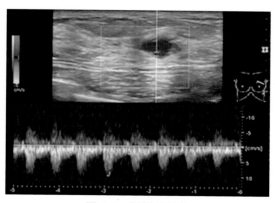

图 5-6　取样门调节

二、超声图像描述主要内容

过去超声检查报告采用诊断式,如乳腺肿块性质待定、乳腺增生、乳腺癌待排等,由于不规范、不标准的报告模式带来不少医疗隐患和纠纷。以标准化术语为基础的乳腺影像报告与数据系统(BI-RADS)评估分级(类)解决了这一问题。国际抗癌联盟指南即全世界医师都遵循的指南,每年会更新一次或数次。2011 年以前,乳腺癌筛查和诊断指南中几乎没有超声检查的位置,有时出现也作为“可选”项。美国放射学会影像网(American College of Radiology Imaging Network,ACRIN)多中心临床研究结果显示:对致密型乳腺的高危妇女单独使用 X 线乳腺摄片和联合使用超声对比,每 1 000 人中多检出 4.2 例乳腺癌病例;诊断准确率:X 线乳腺摄片 + 超声检查为 91%,单纯 X 线乳腺摄片为 78%。根据这一结果,2013 年国际抗癌联盟及时更新,增加了超声的相关内容,并作为“必选”项。指南对乳腺病灶的管理是基于美国放射学会 BI-RADS 分级(类)。在中国和亚洲其他国家,超声检查早已成为乳腺疾病首选的影像学检查方法。

现参考美国放射学会超声 BI-RADS 分级(类)介绍术语,包括乳腺腺体构成、肿块、钙化、相关征象和特殊情况五个部分。

(一)乳腺腺体构成

包括均匀脂肪、均匀腺体和不均匀背景。目前研究认为“均匀腺体”即 X 线的致密腺体类型,对于这类型乳腺,超声检查较 X 线更加敏感。

(二)肿块

1. 形态

(1)椭圆形:肿块呈椭圆形或卵形(包括 2 或 3 个分叶,即大分叶状)。

(2)圆形:肿块呈球形,前后径和横径相同。

(3)不规则形:非椭圆形也非圆形,包括小分叶。

2. 边缘(肿块与周围组织的关系)

(1)清晰:肿块边缘清晰、锐利,与周围组织分界清晰。

(2)不清晰:具有以下一项或多项特征者:①模糊:肿块与周围组织分界不清,包括高回声晕,肿物周围呈带状或环状高回声(图 5-7)高度提示恶性可能;②成角:部分或全部边缘有尖锐的角,常常为锐角;③小分叶:肿块边缘出现波状突起;④毛刺状:肿块边缘出现尖锐线状突出物。

3. 方向(肿块长轴与皮肤的关系)

(1)平行:即水平位,肿块长轴与皮肤平

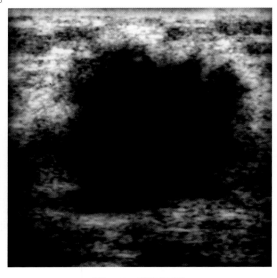

图 5-7　高回声晕

行。平行方位肿块的横径大于前后径。

（2）非平行：即垂直位，肿块的前后径大于横径。对于圆形肿块，BI-RADS 也将其定义为和皮肤不平行。

4. 内部回声方式（与脂肪组织比较而言）

（1）无回声。

（2）低回声。

（3）等回声。

（4）高回声。

（5）混合性回声：同时含有无回声（囊性）和有回声（实性）成分。

5. 内部回声

（1）内部回声均匀：均匀的回声分布（含有线状、条状高回声亦定义为回声均匀）。

（2）内部回声不均匀：不均匀的回声分布，不均匀低回声不能除外恶性。

6. 后方回声特征（与相同层次组织回声比较而言）

（1）后方回声增强：常见于囊肿、部分纤维腺瘤。当癌组织出血或坏死、液化形成无回声时后方回声增强。

（2）后方回声衰减：癌组织内胶原组织成分 >75% 时表现为明显的回声衰减；较大的钙化、Cooper 韧带、瘢痕、纤维化组织、异物均可有后方声影。

（3）侧方声影：肿块两侧边缘后方出现的带状回声衰减。它是由于肿块边界产生的多界面的介质与声波穿过时产生的折射和散射效应。

（4）混合性方式：既有增强也有衰减。

（5）后方回声无改变：既无增强也无衰减。

（三）钙化

1. 肿块内钙化　位于肿块的内部。点状微小钙化是恶性特点，粗大或条状钙化（ ≥ 0.5mm）可以是良性特点。

2. 肿块外钙化　位于肿块的外部。成簇或弥漫分布的点状钙化，即使超声不能显示肿块，也不能除外恶性，而粗大或条状钙化常倾向良性。

3. 导管内钙化　位于导管内部。在导管内部透声差的部位发现点状钙化不能除外恶性，但超声检出率有限。

（四）相关特征

1. 结构扭曲　局部组织分布或走行失去自然状态。常体现恶性特点。

2. 导管改变　包括异常扩张和管壁增厚。扩张的导管常见的还是良性改变，需要注意的是管腔内部和管壁回声，管腔内规则的结节样实性回声常是乳头状瘤，导管走行自然、管腔内透声差、不呈结节样、没有血流信号可以是导管内的上皮分泌物或炎性物质，如果管壁非乳头状增厚或发现沿管壁走行的实性回声应警惕恶性。

3. 皮肤增厚　局限性或弥漫性皮肤增厚（正常皮肤厚度 ≤ 3mm，除乳晕）。

4. 皮肤收缩或不规则　皮肤表面凹陷或出现病理性收缩。

5. 水肿　病变周围组织回声增强，多呈网状，出现线状、带状低回声。

6. 血流　包括无血流、内部血流、周边血流 3 种情况。无血流时根据灰阶征象判断，病灶内血流丰富且紊乱属于恶性征象，病灶内动脉血流最高流速 >20cm/s、血流阻力指数(resistance index, RI)>0.7 属于恶性征象。血流信号的检出与肿块大小有关，对于 2cm 以内的病灶，内部检出血流及程度丰富，对提示恶性更有意义，但超过 1cm 后，纤维腺瘤的血流检出率增加，但多数分布较自然。血管穿入肿块或 2 条以上血管轮辐状在肿块内走行，以恶性多见。

7. 弹性　衡量肿块的软硬度。恶性肿瘤多数较硬，良性肿瘤多数较软，但其价值受到仪器和操作时体现弹性的颜色、评分、弹性模量数值的稳定性的影响，应充分结合超声征象。

(五)乳房病变相关特殊征象

1. 簇状囊肿(串珠状小囊肿)　串珠状无回声区，直径 <3mm，其间有薄壁(<0.5mm)，没有离散的实性成分间隔。

2. 复杂囊肿　并非单纯无回声，内部可有随体位改变而移动的碎片回声或反射界面。

3. 皮肤及脂肪层肿块　脂肪瘤、上皮囊肿、瘢痕结节、神经纤维瘤、淋巴管瘤、血管瘤等。

4. 乳房异物　金属定位夹、金属环、金属丝、导管、假体及其他外伤相关的金属或玻璃异物等。

5. 乳房内淋巴结　具备典型的淋巴结回声特征时可以提示(肾形，皮质低回声、髓质及淋巴门为高回声)。

6. 腋窝淋巴结　肾形，皮质低回声、髓质及淋巴门为高回声(肿大时需提示)。

三、乳腺肿块超声检查定位

乳腺肿块的超声定位采取"时针定位法"，即以乳头为中心依"时针表面"1~12 点标记肿块的位置，并估计其与乳头的距离。例如，肿块位于右乳 11 点处，距乳头 30mm (图 5-8)。

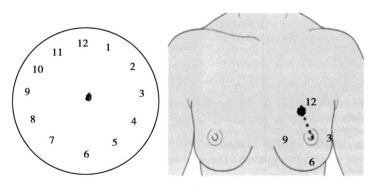

图 5-8　时钟定位图

四、正常乳腺各层的超声声像图及彩色多普勒血流显示

(一)正常乳腺各层的超声声像(图 5-9)

1. **皮肤**　呈弧形强回声带,厚 2~3mm,边缘整齐光滑。

2. **皮下脂肪组织**　呈等回声,内有散在的分隔样回声,其内可见带状强回声,为 Cooper 韧带。

3. **腺体组织**　厚 10~15mm,由导管与间质组成。导管为条带状的无回声暗区。间质呈强回声,含乳腺小叶、少量脂肪和结缔组织。乳头根部为输乳窦,呈梭形膨大的低回声。

4. **乳腺后间隙**　呈带状等回声。

5. **胸壁**　肌层呈带状低回声,肌筋膜为线状连续的强回声,肋骨横切呈椭圆形低回声团,后方回声明显衰减。后者容易误诊为乳腺纤维腺瘤,分清解剖层次是鉴别的要点。

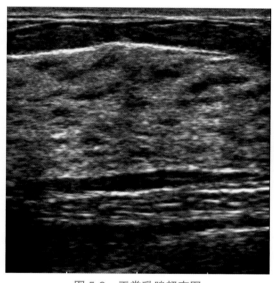

图 5-9　正常乳腺超声图

(二)正常乳腺彩色多普勒血流表现

正常乳腺多数未见彩色血流显示,少数可见星点状彩色血流显示,动脉峰值流速(13.2 ± 3.2)cm/s,RI=0.58 ± 0.11。

五、乳腺超声 BI-RADS 分级(类)及规范报告

乳腺超声 BI-RADS 分级(类)及规范报告(BI-RADS):

(一) BI-RADS 分级(类)

0 级(类):超声检查不能全面评估病变,需要进一步行其他影像学检查诊断。

大多数情况下,超声检查可以对乳房进行全面评估,尽量不做 0 级(类)评估,但在下列情况下,若超声检查为首选检查,则需进一步行其他检查:①患者情况特殊导致超声不能扫查完全,如乳腺区域皮肤表面有较大破损或巨大乳腺致深方结构显示不清等,可以提示 BI-RADS 0 级(类);②局部回声明显不均匀但没有发现明确占位、有客观临床体征但超声没有明确占位、腺体内大量点状强回声但没有发现明确占位、患者乳头溢血但扩张导管内没有发现明确占位等情况,均可以提示 BI-RADS 0 级(类);③超声检查及乳腺 X 线检查均无特征,需鉴别乳腺癌保乳术后形成的瘢痕与复发病灶时,则可推荐 MRI 检查。

1 级(类):阴性。

恶性可能性为 0。超声检查未见异常表现,如无肿块、无结构紊乱、无皮肤增厚、无微钙化等。为使阴性结论更可信,超声检查应尽量与乳腺 X 线检查联合检查所关注的乳腺组织区域。

2 级(类):良性。

恶性可能性为 0。基本上可以排除恶性。根据年龄及临床表现等以下情况,选择 6 个月~1 年随诊。如:①单纯囊肿(图 5-10A);②乳腺内淋巴结(也可能属于 1 级);③乳腺假体植入(图 5-10B);④手术后结构欠规则但多次复查图像无变化;⑤多次超声检查变化不大、年龄 < 40 岁的可能纤维腺瘤或首次超声检查年龄 < 25 岁的可能纤维腺瘤;⑥脂肪小叶(注意与纤维腺瘤鉴别);⑦皮肤及脂肪层肿物。

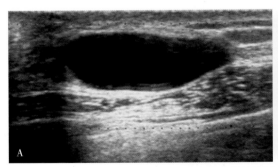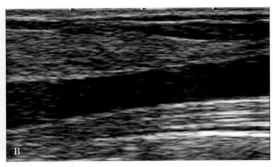

图 5-10　A. 2 级(类)乳腺单纯囊肿;B. 2 级(类)腺体后方注入凝胶隆胸

3 级(类):可能良性。

建议短期随访 3~6 个月或进行乳腺 X 线等进一步检查,如:①首次超声检查,年龄在25~39 岁的实性椭圆形、边界清、纵横比 <1 的肿块,纤维腺瘤可能性最大(图 5-11A),恶性的危险性 ≤ 2%;②临床不能扪及的复杂囊肿或簇状小囊肿(图 5-11B);③瘤样增生结节(属不确定 2 级)。尽管多中心数据证实基于超声发现的此级,短期随访是安全的,但对于部分焦虑、患抑郁症,年龄 40 岁以上,无条件随诊等患者,此级(类)部分需要活检,以明确肿瘤性质,指导进一步处理。

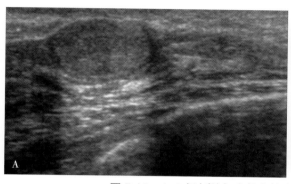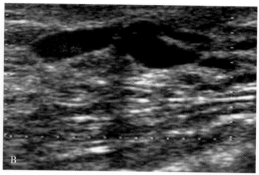

图 5-11　A. 3 级(类)初次筛查的良性肿块;B. 3 级(类)簇状囊肿

4 级(类):可疑异常。

建议活检,此级(类)恶性的危险性为 3%~94%,这些病变有低(4a)、中(4b)、高度(4c,有 3 条恶性特征)恶性可能。包括超声发现的不符合全部标准的纤维腺瘤和其他良性病变(表 5-1 中恶性征象 1~3 项,图 5-12A)。40 岁以上超声良性征象者,如可扪及实性肿块,即使无恶性征象,也归 4a 级(类)较为合适(图 5-12B),因为此病变可能无特征性乳腺癌形态,但属高发年龄,有恶性的可能性。此级(类)活检有针吸细胞学检查、空芯针穿刺活检及手术活检等。

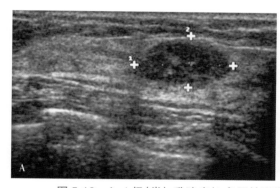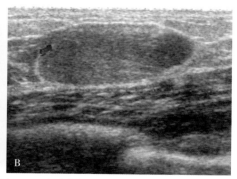

图 5-12　A. 4 级(类):乳腺癌(1 条恶性影像);B. 4a 级(类):40 岁以上良性肿块

5 级(类):高度可能恶性,应积极处理。

此级(类)超声有特征性异常征象(见表 5-1 中恶性征象 >3 项),恶性的危险性 ≥ 95% (图 5-13),应积极活检并开始进行确定性治疗。考虑前哨淋巴结显像和新辅助化疗时,宜进行空芯针穿刺活检。

6 级(类):已活检证实为恶性。

此级(类)用在活检已证实为恶性,但还未进行治疗的影像评价上。主要是评价活检后的影像改变,或监测手术切除前和新辅助化疗前后的影像改变。

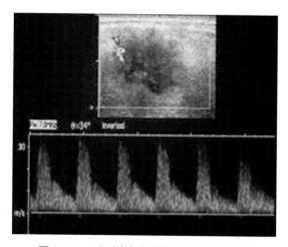

图 5-13　5 级(类)乳腺癌(4 条恶性影像)

表 5-1　乳腺良恶性实性肿块的超声鉴别要点

鉴别要点	良性	恶性
二维灰阶超声		
1. 形状	圆形、椭圆形	不规则形
2. 方向(纵横比)	平行(D/W ≤ 1)	非平行(D/W>1)
3. 边缘	清晰(平滑、清楚,可有包膜)	不清晰(模糊、有角、小分叶、毛刺状、高回声晕)
4. 内部回声性质	低回声、等回声、高回声	低回声或极低回声
5. 内部回声分布	均匀的(同质的)	不均匀的(非同质的)
6. 肿瘤内钙化	无或棒状、环状样	沙粒样、簇状钙化点
7. 后方回声	增强、无变化或双侧方声影	后方回声衰减、无侧方声影
彩色多普勒超声		
1. 血流丰富程度	无血流或少血流	丰富信号
2. 血管分布	周边环状血流	穿入性血流
3. 血流参数	低速低阻(RI< 0.7,PSV< 20cm/s)	高速高阻(PSV ≥ 20cm/s,RI ≥ 0.7)

(二) 乳腺癌筛查中乳腺超声 BI-RADS 评估分级(类)存在的问题、误区与专家共识

在我国第二、三期的农村妇女乳腺癌超声筛查实践中,乳腺超声 BI-RADS 评估分级(类)存在一些问题和误区,如将多发囊肿[2 级(类)]当作簇状囊肿评估为 3 级(类),增加了乳腺 X 线检查率;将恶性特征明显的 4 级(类)或 5 级(类)低估为 3 级(类)或 0 级(类),需进一步行乳腺 X 线检查再确定活检,从而造成乳腺癌的漏检。结合相关文献、经验分享以及超声专家共识,对超声筛查实践中 BI-RADS 分级(类)存在的问题与误区进行相关说明和解释,以便提高超声 BI-RADS 分级(类)评估的符合率,减少不必要的召回和漏检。

1. **含囊性成分的肿块应细分评估**

(1)单纯囊肿:无回声肿块,边界清,后方回声增强,可评估为 BI-RADS 2 级(类)。多发单纯囊肿也应评估为 2 级(类)。

(2)簇状囊肿:代表了乳腺的终末导管小单位各个腺泡的囊状扩张,可评估为 BI-RADS 3 级(类),但如果为双侧双发且完全由单纯囊肿构成,也可评估为 BI-RADS 2 级(类)。

(3)复杂囊肿:包括囊性病变的液体和碎屑平面或碎屑浮游回声,但无实性成分,可评估为 BI-RADS 3 级(类)。如果双侧多发且超声表现相似时,可评估为 BI-RADS 2 级(类)。

(4)薄间隔囊肿:囊肿间隔厚度 <0.5mm,可评估为 BI-RADS 3 级(类),但如果双侧多发且超声表现相似时,可评估为 BI-RADS 2 级(类)。

(5)厚壁或厚间隔、结节样囊性肿块:囊性肿块间隔或囊壁的厚度 ≥ 0.5mm,囊实性混合肿块至少囊性成分占肿块的 50% 以上,可评估为 BI-RADS 4 级(类)。

(6)复合囊实性肿块:以实性成分为主伴局灶性偏心液化区的肿块,可评估为 BI-RADS 4 级(类),如果还有多个恶性超声征象,可评估为 BI-RADS 5 级(类)。

2. 明显恶性特征的肿块不宜低估　有恶性图像特征的 4 级（类）或 5 级（类）肿块不能因为担心过度活检或多做乳腺 X 线检查而低估为 3 级（类）或 0 级（类），这是过去筛查中经常出现的问题，常引起超声和 X 线筛查结果不一致时的活检决策困难，从而造成乳腺癌漏检率增加。

3. 导管改变的分级（类）　专家共识认为，对于无症状的患者，如果局部扩张的导管管壁光滑，建议在内径 >2mm 时再进行描述，并分至 BI-RASDS 2 级（类），如患者伴有乳头溢液或溢血，而超声仅发现了单纯的局部导管扩张，应如实描述，超声结论报 BI-RADS 0 级（类）。如果不仅导管扩张，而且导管内或导管壁出现肿块回声改变时，无论导管内径是否 >2mm，均应进行详细描述，应评估为 BI-RADS 4 级（类）。

4. 乳腺低回声病灶呈分叶状但边缘光整如何分级（类）？

专家共识的意见为：在 BI-RADS 的应用词典中，椭圆形的概念是允许病变外形包含 2~3 个平缓的局部隆起或大分叶，当病变满足"椭圆形、与皮肤平行、边缘光整"三个条件，排除其他恶性征象时，代表良性可能性大，可分至 2 级（类）（囊性结节）或 3 级（类）（实性结节），病变呈细分叶是指肿物边缘形成齿轮状的起伏，属于边缘不光整范畴，代表具有一定的恶性风险，可分至 4 级（类）及以上。

5. 乳腺内有多个病灶，是否需要逐一描述？ 如何分级（类）？ 应用钟点法描述病灶时，距离乳头的距离是否需要描述？

专家共识认为：①双侧乳腺结节应分别描述，病灶描述必须应用钟点法记录其方位及距乳头的距离。如临床需要或同一部位出现多个相邻结节，应记录病灶距皮肤的距离。②对于 BI-RADS 2、3 级（类）病变，如多个病灶在超声表现上基本相同，可以合并描述，只详细记录每侧乳腺最大病灶，并测量其 3 个径线。BI-RADS 4 级（类）以上的病灶，如亚类不一致，须分别描述及记录方位和测值；亚类一致时建议逐一记录病灶方位及距乳头的距离，统一描述病灶特征。③结论必须要与描述一一对应，因此，对于性质相同并统一描述的结节应统一分级（类），对逐一描述的结节则应逐一分级（类）。

6. 乳腺结节的超声分级（类）评估　对乳腺结节（超声能发现，但不能扪及的病灶，一般在 20mm 内）的超声 BI-RADS 分级（类）评估并无细化标准，特别是表现为良性超声特征的乳腺结节，可参考日本超声筛查召回标准，基于最大直径和纵／横比（D/W）进行 BI-RADS 分级（类）评估，结节直径分为 ≤ 5mm、6~9mm 和 10~19mm，结合 D/W 比 0.7 进行分级（类）评估。

（1）≤ 5mm 的结节：一般来说，≤ 5mm 的结节，不论 D/W 为多少均属于 2 级（类），基本上不需要召回。即使病变是恶性的，也可以在下一次乳腺筛查时进行评估。但当结节形状不规则，边缘不清或界限不清、粗糙时，可能为 3 级（类）或 4 级（类），因有 DCIS 或小侵袭性癌的可能，需进一步检查。

（2）6~9mm 的结节：①如果 D/W>0.7，则评估为 4 级（类），应召回活检确定是否是恶性肿瘤；②如果 D/W 为 0.7 或更小，无模糊浸润性表现时评估为 2 级（类）；但当结节形状不规则，边缘不清或界限不清、粗糙时，可评估 4 级（类），需要召回活检。

（3）10~19mm：无论 D/W 是多少，若为良性特征评估为 3 级（类），若有任何一条恶性特征则评估为 4 级（类）。

(三)乳腺超声检查规范报告书写模板

1. BI-RADS 1 级(类)超声检查报告

超声所见:

双侧乳腺内未探及肿块,腺体结构清晰。

CDFI:双侧乳腺内未见异常血流信号。

超声提示:双侧乳腺 BI-RADS 分级 1 级(类)。

2. BI-RADS 2 级(类)超声检查报告

超声所见:

左侧乳腺内可见__个椭圆形无回声区,最大约__(纵径)×__(横径)mm(__点处,距乳头__mm),壁薄光滑,内透声好,后方回声增强。CDFI:无回声区内未探及血流信号。

右侧乳腺内未探及肿块,腺体结构清晰。

超声提示:左侧乳腺 BI-RADS 分级 2 级(类)。

右侧乳腺 BI-RADS 分级 1 级(类)。

3. BI-RADS 2~6 级(类)(单发实性肿块)超声报告

超声所见:

左侧乳腺内可见 1 个____形低回声区,大小约__(纵径)×__(横径)mm(__点处,距乳头__mm),边缘____,内部回声____,后方回声____。CDFI:低回声区边缘可见__处血流。

右侧乳腺内未探及肿块,腺体结构清晰。

超声提示:左侧乳腺 BI-RADS 分级(类)____级(类)。

右侧乳腺 BI-RADS 分级(类)____级(类)。

4. BI-RADS 2~6 级(类)(多发实性肿块)超声报告

超声所见:

左侧乳腺内可见多个____形____性回声区,大小分别约:__(纵径)×__(横径)mm(__点处,距乳头__mm)、__(纵径)×__(横径)mm(__点处,距乳头__mm)、__(纵径)×__(横径)mm(__点处,距乳头__mm),边缘(不)清晰,内部回声(不)均匀(内部可见散在点状强回声),后方回声____。CDFI:____性回声区边缘及内部可见____条血管(其周边可见环状血流,其内部可见插入性血流)。血流频谱__cm/s,RI:__。

右侧乳腺内未探及肿块,腺体结构清晰。

超声提示:左侧乳腺 BI-RADS 分级(类)__级(类)。

右侧乳腺 BI-RADS 分级(类)__级(类)。

六、乳腺疾病常见的超声声像图表现

(一)乳腺囊性肿块的超声声像表现

一侧或双侧乳腺内见单个或多个无回声区(最大径 ≥ 5mm)。典型的囊性肿块表现为圆形或椭圆形,边界清,壁薄光滑,透声好,有时也可见分隔,后方回声增强或无变化,可有侧方声影(图 5-14)。绝大多数乳腺囊肿边缘无彩色血流,或仅见星点状彩色血流,血流速度较低,RI< 0.7(图 5-14)。多见于乳腺囊肿病。不典型的囊性肿块可呈极低回声,注意与实性占位性病变鉴别。多见于位置较为深部的乳腺囊肿及乳腺脓肿液化不全。

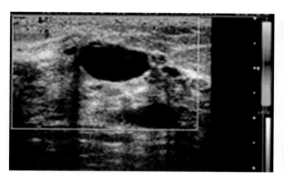
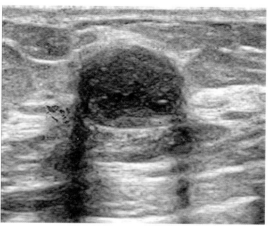

图 5-14　侧方声影及肿块边缘星点状彩色血流

(二)乳腺实性肿块的超声声像图表现

一侧或双侧乳腺内见单个或多个实性肿块。观察肿块的形状、边界、内部回声、后方回声、加压后肿块的形状改变及活动情况;观察肿块边缘及内部的血流情况。肿块形状可呈圆形、椭圆形、分叶形、不规则形等;肿块的边界可清晰、平滑、不清晰、毛刺状或锯齿状、不规则状等;肿块的内部回声可呈低回声或增强回声、回声分布均匀或不均匀、是否有钙化出现等;肿块后方回声增强、衰减等。

1. 良性乳腺肿瘤超声声像图表现　典型的良性乳腺肿瘤(图 5-15)如乳腺纤维腺瘤,肿块的形状多呈圆形或椭圆形,边界光滑、完整,可见一层强回声的包膜;内部回声分布均匀,呈低回声,后方回声多为增强,加压肿块与周围组织有逆向运动。乳腺纤维腺瘤超声彩色血流显示肿块边缘或内部可无彩

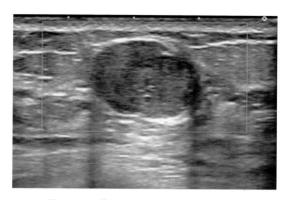

图 5-15　典型的良性乳腺肿瘤超声图

色血流,或呈星点状、短棒状的少许彩色血流,RI< 0.7。

2. **恶性乳腺肿瘤超声声像图表现**　典型的恶性乳腺肿瘤(图 5-16)如乳腺癌,肿块形态不规则,边界不清,不规整,凹凸不平,呈锯齿状或蟹足状,无包膜。肿块内部多呈低回声,可有分布不均,肿块纵横径比 >1,后方回声多衰减。如向邻近组织侵犯,则活动差、较固定。如发生淋巴结转移,60%~75% 同侧腋窝可探及增大的淋巴结。乳腺癌的超声彩色血流显示情况与肿块血流信号检出率密切相关。肿块 >20mm,检出率为 100%;肿块 10~20mm,检出率为 83.3%;肿块 <10mm,检出为率 50%。

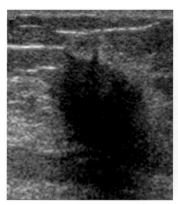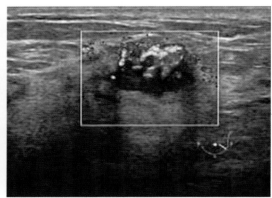

图 5-16　典型的恶性乳腺肿瘤超声图

(三) 乳腺混合性肿块的超声声像表现

一侧或双侧乳腺内见单个或多个囊实混合性肿块,可见于乳腺炎性肿块、乳腺恶性肿瘤。

七、腋窝淋巴结超声检查

(一) 腋窝淋巴结超声检查方法

1. **体位**　手臂外展上举、与乳腺超声检查一致。
2. **扫查范围**　整个腋窝区域,必要时还需扫查锁骨上区、胸骨旁区域。
3. **评价指标**　数目、大小、形态、边界、淋巴门及髓质、皮质厚度及内部回声、血流模式、RI。

(二) 正常腋窝淋巴结超声表现(图 5-17)

1. 形态极似于肾形或靶环形,长径 / 短径 >2。
2. 边界清晰,包膜光滑。
3. 皮质薄,厚度均匀,厚 1~2mm,<3mm。
4. 髓质及淋巴门存在,淋巴门居中。

5. 血流信号不丰富,为淋巴门血流。

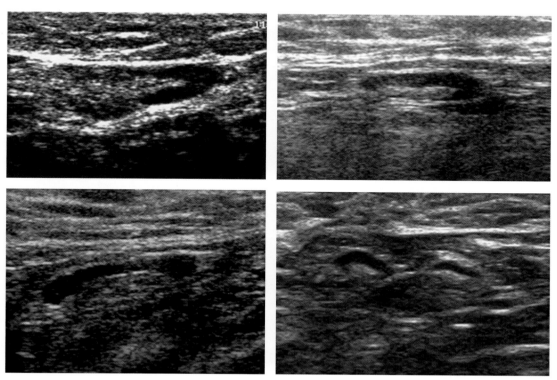

图 5-17　正常腋窝淋巴结超声图像

(三)腋窝淋巴结分组

腋窝淋巴结分为三组:以胸小肌为标志(图 5-18)。
1. Ⅰ组(腋下组)　胸小肌外侧淋巴结。
2. Ⅱ组(腋中组)　胸小肌内外缘之间的淋巴结。
3. Ⅲ组(腋上组)　胸小肌内侧的锁骨下淋巴结。

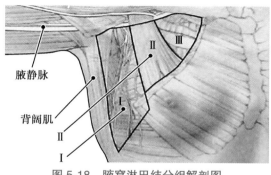

图 5-18　腋窝淋巴结分组解剖图

(四)腋窝淋巴结良恶性主要鉴别要点(表 5-2)

表 5-2 腋窝淋巴结良恶性主要鉴别要点

鉴别要点	良性	恶性
L/T	L/T>1.5	L/T ≤ 1.5
形态	规则	不规则
边界	清	不清
淋巴结门及髓质	正常	变形或消失
皮质厚度	均匀增厚	不均匀、不对称性增厚
皮质回声	均匀低回声	不均(无回声、极低回声、中高回声、微小钙化)
融合	无	可有
血流模式	淋巴门型	中央型、混合型、周围型
阻力指数(RI)	RI<0.6	RI ≥ 0.6
超声造影(CEUS)	从淋巴门均匀增强	周边向内灌注

(五)常见淋巴结疾病声像图表现

1. 炎性(反应性)淋巴结超声表现(图 5-19)

(1)形态相对正常,常表现为椭圆形,长径/短径(L/T) ≤ 2。

(2)边界清晰。

(3)皮质均匀性增厚:皮质厚度 ≥ 3mm,最厚处与最薄处之差 ≤ 2mm。

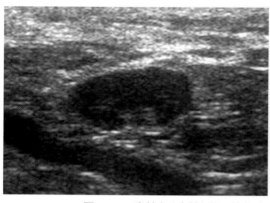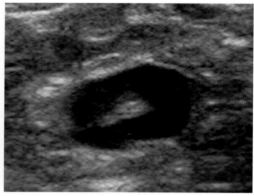

图 5-19 炎性(反应性)淋巴结超声图:皮质均匀性增厚,皮质回声减低

(4)皮质回声减低,多数分布均匀,严重感染化脓可出现无回声,结核性可出现钙化斑。

(5)髓质及淋巴门多存在,严重感染时亦可消失(图 5-20)。

(6)淋巴结融合较少见,仅重症感染时可见。

(7)CDFI:血流信号增多(图 5-21),多为淋巴门血流,RI<0.6(图 5-22)。

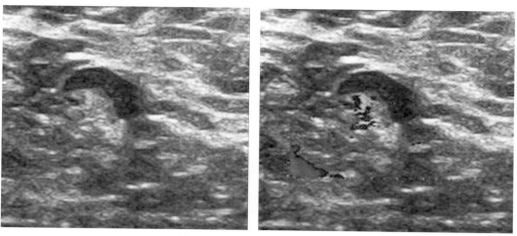

图 5-20 髓质及淋巴门多存在

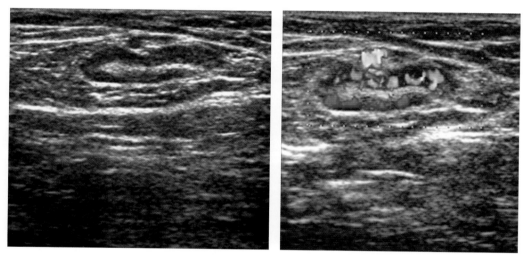

图 5-21 CDFI：血流信号增多

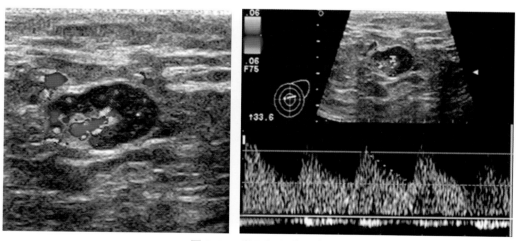

图 5-22 淋巴门血流图像

2. 转移性淋巴结超声表现

(1)形态异常：常表现为椭圆形、近圆形或不规则形，短径增大明显，长径/短径≤2。

(2)淋巴结包膜：多数淋巴结转移癌边界清晰，见包膜样回声；当边界不清时几乎可以肯定转移。

(3)皮质不均匀性、非对称性增厚：厚度≥3mm，最厚处/最薄处>2，或者局部增厚超过最薄处3mm。

(4)皮质回声减低、分布不均匀：出现低回声团、等回声、高回声、无回声或者细小钙化(图 5-23)。

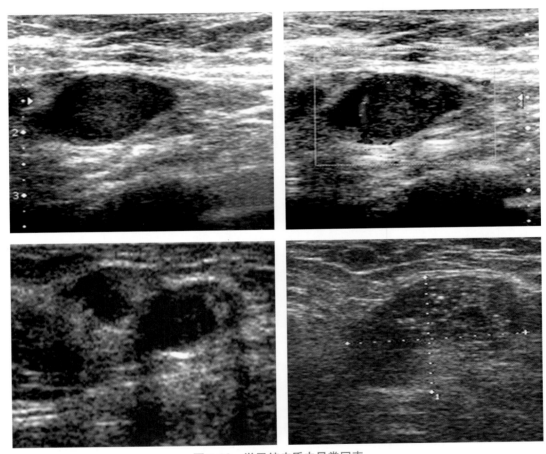

图 5-23　淋巴结皮质内异常回声

(5)髓质及淋巴门改变：髓质细长形，淋巴门偏心移位、受压变形或消失(图 5-24、5-25)。

(6)淋巴结融合。

(7)CDFI：血流信号增多，多为周边血流、中央型血流或者混合型血流(图 5-26)。

注：在乳腺癌筛查中，若没有获得病理 TNM 分期，最后进行临床 TNM 分期时，若超声检查发现转移性淋巴结表现，可视为腋下淋巴结阳性(N1)，作为临床 TNM 分期中 N 分期的依据。

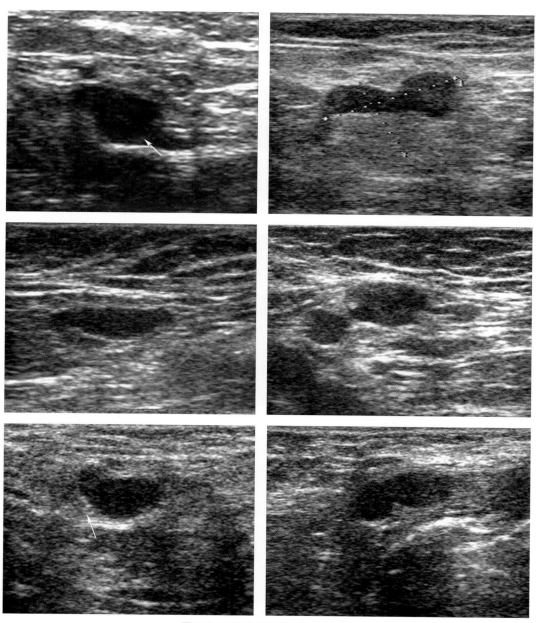

图 5-24 淋巴门受压、变形、移位

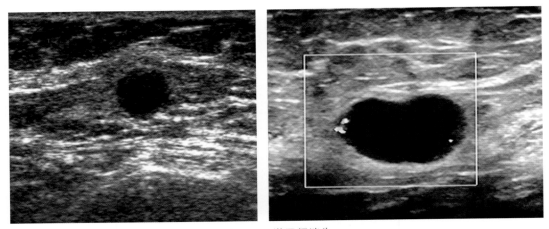

图 5-25　淋巴门消失

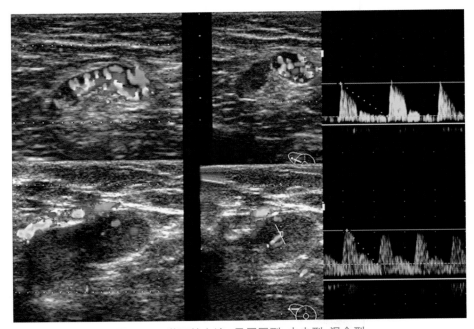

图 5-26　淋巴结血流：呈周围型、中央型、混合型

（张　青　肖祎炜　王　顼）

第六章

乳腺 X 线检查技术与 BI-RADS
分级(类)评估

乳腺 X 线检查是乳腺癌筛查与诊断最常用、最基本的方法。这项检查要求技术人员不仅应有高度的责任心,还应掌握正确、熟练的操作技术,同时对诊断医师出具的诊断报告也有严格的要求。因此规范这项检查的摄片技术与诊断报告,并进行质量控制对于乳腺癌筛查技术的标准化非常必要。

一、乳腺 X 线检查技术

(一) 设备要求

乳腺 X 线检查设备要求:常规乳腺 X 线模拟机或乳腺数字化 X 线摄影(digital radiography,DR),推荐使用数字乳腺 X 线机,有条件的地区和单位可以采用数字乳腺断层摄影机。禁止使用数字化 IP 板乳腺 X 线摄影技术。

(二) 检查前准备

乳腺 X 线检查应尽量避开月经前期及月经期。最佳检查时间是月经来潮的第二周。绝经期妇女检查时间无特殊要求。

在检查开始前,放射技师与患者之间应建立融洽的医患关系。放射技师应告知患者检查中乳房压迫的必要性及压迫持续的时间,耐心、细致解释压迫将引起的不适感,使之放松,消除恐惧心理,这样能提高患者对压力的耐受性及检查的配合度,从而提高检查质量。

(三) 标准投照体位

内外斜位(mediolateral oblique position,MLO position)和头尾位(craniocaudal position,

CC position)是乳腺 X 线摄影常规采用的体位。

1. 内外斜位

(1)摄片方法:患者取立位,X 线球管旋转 40°~60°(角度必须调整到与患者体型相适应以利于最大量的组织成像。如为了和 CC 位结合判断病灶解剖位置,建议 MLO 位固定使用 45°),乳房被推向前上,置于探测平台上,压迫器自内上向外下压迫乳房,乳头位于切线位,X 线束自内上向外下发射(图 6-1)。在操作过程中,应保持乳房的皮肤平展,防止皮肤皱褶的出现。曝光后,立即松开压迫板。

(2)MLO 位摄片合格标准(图 6-2):①胸大肌充分显示,且延伸至或低于后乳头线(posterio nipple line,PNL);②腺体组织后部的脂肪组织清晰显示;③乳腺组织充分展开;④乳头在切线位;⑤乳房下角轮廓清晰。

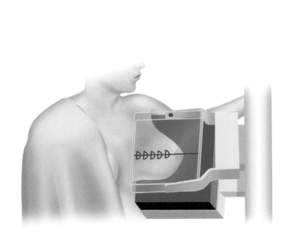

图 6-1　MLO 位投照法

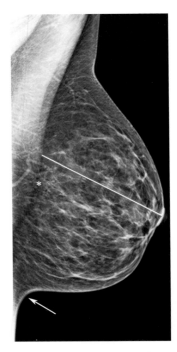

图 6-2　标准 MLO 位片

2. 头尾位(CC)　如果 MLO 位有乳腺组织漏掉,则最有可能发生在内侧组织。因此,在 CC 位上显示所有内侧组织是十分必要的,同时应尽可能多地包含外侧组织。

(1)摄片方法:患者取站立位,肩部下垂,使胸部肌肉放松,将乳房从下方托起,放在探测器平台上,前胸紧贴摄片台,压迫器自上而下压迫乳房逐渐加压至皮肤紧张,患者有紧迫疼痛感,但尚可承受(图 6-3)。曝光后,立即松开压迫板。

(2)CC 位摄片合格标准(图 6-4、6-5):①腺体内侧部分必须完全包括在胶片内,并尽可能地包括外侧组织;②乳头居于影像中心,位于切线位;③后乳头线(PNL)测量值与 MLO 位测量值的差值在 1cm 内或胸大肌清晰可见(胸大肌可见病例约 20%);④见不到皮肤皱褶。

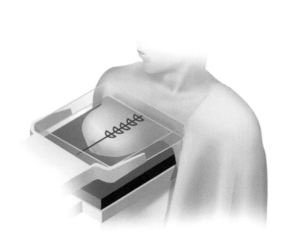

图 6-3　CC 位投照法

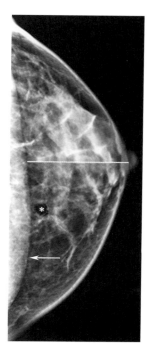

图 6-4　标准 CC 位片

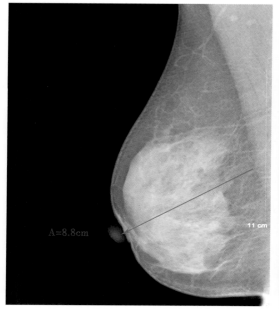

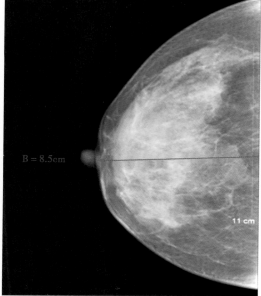

图 6-5　标准 CC 位片判断标准

(四) 乳房加压的重要性

除了投照体位外,乳房加压也是获取高质量乳腺摄影照片的主要方面,而且是乳腺摄影中一个最易忽视的因素。乳房压迫的主要目的:①使乳房展平,提高乳腺组织密度一致性;②使重叠的乳腺结构分离,降低病变影像模糊不清带来的假阴性或正常组织重叠而导致的假阳性;③减小乳房厚度,从而减小适宜曝光所需要的射线剂量,同时减少散射线,提高影像对比度;④减小物体与影像接收器的距离,降低几何模糊度,提高分辨率;⑤固定乳房,减少运动模糊。压力的程度取决于两个因素:患者乳腺可被压迫的最大程度和患者可以忍受的压力的程度。一般常规压迫力约为 120N,以患者能忍受的最大程度为宜。对于小乳腺、隆乳术后、局部乳腺皮肤破溃或导管造影的情况,压力需适当地减小。需要注意的是,压迫时,压迫板的边缘应尽量贴着胸壁,以包全乳腺深部组织。

(五) 辅助投照体位及投照法

对于在标准投照体位 MLO 位及 CC 位显示不良或未显示的乳腺实质,可以根据病灶位置不同选择以下辅助投照体位加以补充:

1. 90° 侧位　侧位分为内外位(mediolateral position,ML position)和外内位(lateromedial position,LM position),两者的选择应根据病灶位置而定,病灶应该贴近探测器。在乳腺二维穿刺定位、导管造影需要确定病变准确位置时,可采用侧位替代内外斜位。

2. 扩展头尾位　若常规头尾位不能将乳腺内侧或外侧摄入影像图像内,可根据需要加摄内侧或外侧扩展头尾位,以清晰显示乳腺内侧或外侧的结构或病变。

3. 乳沟位　用于显示乳房内侧深部的病变。如果乳腺局部病变靠近乳腺内侧深部,且双侧乳腺内侧缘相距较近,可行乳沟位投照(图 6-6)。投照与头尾位相似,但 X 线中心线移至乳沟区。

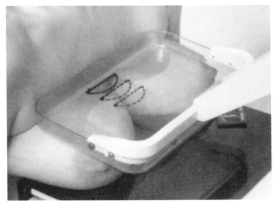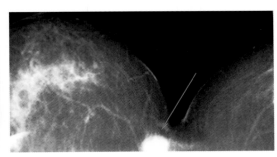

图 6-6　乳沟位摄影

4. 腋尾位　用于显示整个腋尾部。可以采用专门的小压迫板投照,X 线中心线应尽量接近该区域,投照时球管转角与内外斜位相似。

5. 切线位　用于显示乳腺皮肤或皮下组织的钙化、肿块等,这些病变投影于乳腺内,易造成误诊,可用切线位加以鉴别。切线位球管旋转角度可以视情况而定。

6. 点压摄片　可获得较大的局部压力,使与可疑病变区重叠的纤维腺体组织最大程度地分离,特别有助于致密纤维腺体区域的边界模糊或不明确病灶的观察。

7. 放大摄片　常和点压结合使用,称之为点压放大摄影(图 6-7)。有助于精确评估病灶密度或边缘等形态特征,从而对良恶性病变进行鉴别。还有助于清晰显示钙化点的数目、分布和形态。投照多取内外斜位和头尾位,也可视情况取任意角度投照。

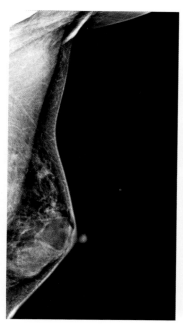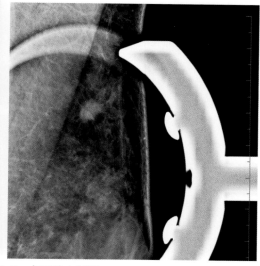

图 6-7　点压放大摄影

二、乳腺 X 线检查诊断描述规范

美国放射学院(American College of Radiology,ACR)在 20 世纪 90 年代提出的乳腺影像报告和数据系统(BI-RADS),现已更新到第 5 版(2013 年)。BI-RADS 系统对于乳腺 X 线的影像征象描述及诊断标准做了统一,同时将 X 线诊断与临床处理推荐紧密联系起来。

(一)标准影像术语

1. 乳腺实质构成分型　主要根据乳腺构成的纤维腺体组织的密度高低和分布范围来划分,用小写英文 a、b、c、d 来表示。

a. 脂肪型:乳腺组织几乎完全被脂肪组织所替代(图 6-8A)。

b. 散在纤维腺体型:纤维腺体密度小,为区域性分散存在(图 6-8B)。

c. 不均匀致密型:双乳呈现不均匀性致密,此种类型会遮掩小病灶。分为弥漫和局限两种情况(图 6-8C1 和 C2)。

d. 极度致密型:乳腺组织极度致密,纤维腺体组织密度高,使乳腺 X 线摄影检出病灶的敏感性降低(图 6-8D)。

2. 病灶的定位　病灶的位置必须是三维定位,一般需要病灶在两个投照位上均被看到而得以证实,尤其在两个差不多相互垂直的投照位显示时则更精确。

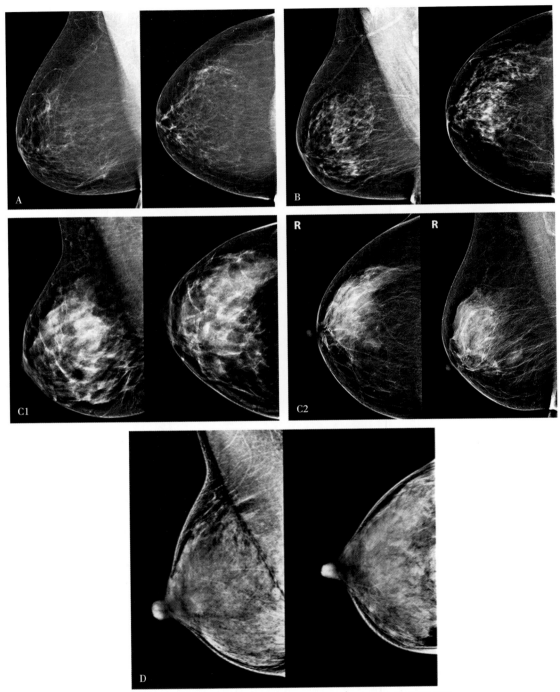

图 6-8 A. 脂肪型;B. 散在纤维腺体型;C1. 不均匀致密型(弥漫);
C2. 不均匀致密型(局限);D. 极度致密型

（1）患病侧：左侧或右侧。

（2）部位：共7个区域，检查者面对患者，根据钟面或象限定位或者两者结合定位。象限定位包括外上、外下、内上、内下四个区域。另外还有三个区域不要求钟面定位，即乳晕下区、中央区和腋尾区。

（3）深度：自乳头用前1/3、中1/3、后1/3描述，另需精确测量描述病灶至乳头基底部的距离（乳晕下、中央区和腋尾区不要求深度定位）（图6-9）。

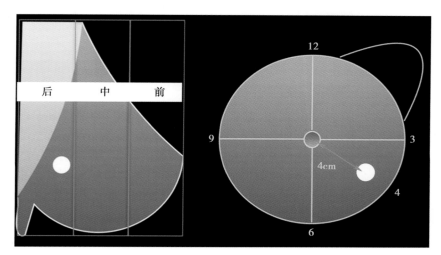

图 6-9　乳腺定位

左乳外下象限，约4点，后1/3，距乳头约4cm

3. 征象描述

（1）肿块：在两个不同投照位置可见的占位性病变，有突出的边缘。对肿块的描述包括三个方面：形态、边缘和密度，边缘对诊断病变的性质最为重要。

1）形态：包括圆形、椭圆形和不规则形。不规则形多为恶性表现，圆形及椭圆形要结合其他征象综合考虑（图6-10）。

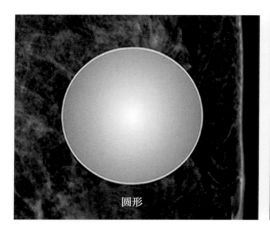
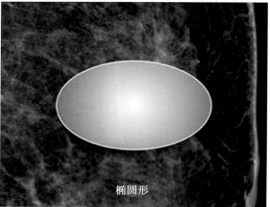

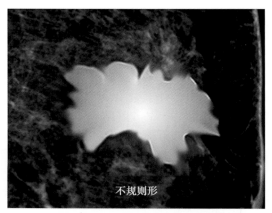

不规则形

图 6-10　肿块形态分为圆形、椭圆形和不规则形

2）边缘：包括以下五种描述：清晰、遮蔽、小分叶、边界模糊和毛刺（图 6-11）。①清晰：至少 75% 的边缘清晰、锐利，其余的边缘可被周围实质遮盖，但无恶性证据。②遮蔽：少于 75% 的边缘与周围组织分界清晰，而其余被邻近的正常组织遮盖。③小分叶：表现为边缘呈小波浪状改变。④边界模糊：是由于病灶向周围浸润而引起的边界不清晰。⑤毛刺／星芒状：可见从肿块边缘发出的放射状线影。小分叶、边界模糊和毛刺为恶性征象。鉴别边缘遮蔽和边界模糊有时会有一定困难，但却是非常重要的，前者多为良性改变，而后者可能是恶性征象，局部加压摄影、展平摄影技术对鉴别边缘征象有帮助。

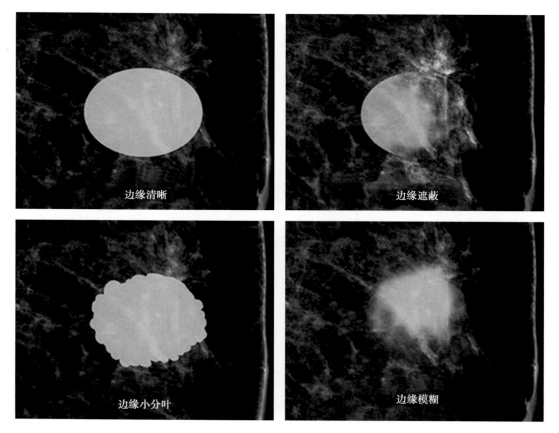

边缘清晰　　　　　　　　　　　边缘遮蔽

边缘小分叶　　　　　　　　　　边缘模糊

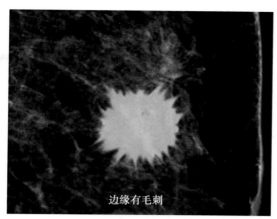

边缘有毛刺

图 6-11　肿块边缘分为清晰、遮蔽、小分叶、边界模糊和毛刺

3)密度:密度是以肿块与其周围相同体积的乳腺实质相比,分为高、等、低和含脂肪密度四种。大多数乳腺癌密度增高或呈等密度,乳腺癌不含脂肪密度,含脂肪密度为良性表现。

4)"多中心病灶"(multicentricity)与"多发病灶"(multifocality):"多中心病灶"是指同一侧乳腺 2 个或 2 个以上的病灶位于不同的导管系统,且原发灶间有正常的实质和脂肪组织间隔,并位于不同象限。"多发病灶"指同一侧乳腺内同一导管系统出现 2 个或 2 个以上的病灶,多位于同一象限(图 6-12A 和 B)。

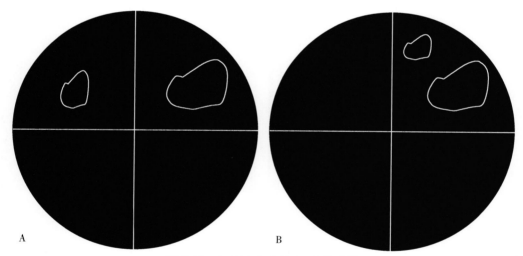

A   B

图 6-12　A. 多中心病灶;B. 多发病灶

(2)钙化:对钙化从形态和分布两方面进行描述。

形态上分为典型良性钙化和可疑恶性的钙化两种。

1)典型良性钙化:有 9 种典型表现(图 6-13)。①皮肤钙化:较粗大,典型者中心呈透亮改变,不典型者可借助切线位投照予以鉴别,最常见于沿胸骨旁的乳房下方的皱褶、腋尾及乳晕。②血管钙化:表现为平行轨道的管状钙化。③粗糙或爆米花样钙化:直径常大于 2 或 3mm,为纤维腺瘤钙化的特征表现。④粗棒状钙化:直径通常 >1mm,连续呈棒杆状,偶可为分支状,边缘光整,沿着导管分布,聚向乳头,常为双侧乳腺分布,多见于分泌性病变,如浆细胞性乳腺炎。⑤圆形(点状)钙化:<1mm 甚至 0.5mm,常位于小叶腺泡中,散在时多为良性,当 <0.5mm 且为线样或群集分布时要引起警惕。⑥环形钙化:钙化呈环形,环壁规整,壁较薄时多为球形物表面沉积的钙化,见于脂肪坏死或囊肿壁的钙化。壁较厚时,常见于脂肪坏死、含油囊肿、导管内钙化的残骸,偶见于纤维腺瘤。⑦钙乳样钙化:为囊肿内钙化,在CC 位表现不明显,为圆形或不定形状,在 90° 侧位上或 MLO 位上边界明确,表现为半月形、凹面向上的新月形、曲线形或线形附于囊肿底部,形态随体位而发生变化是这类钙化的特点。⑧缝线钙化:是由于钙质沉积在缝线材料上所致,尤其在放疗后常见,典型者为线形或管形,线结样改变常可见到。⑨营养不良性钙化:常见于放疗后或外伤后的乳腺,钙化形态不规则,常 >0.5mm,呈中空状改变。

2) 可疑恶性的钙化:视可疑程度不同分为 4 种(图 6-14)。①不定形钙化:形态上常小而模糊,无典型特征。弥漫性分布者常为良性表现,而成簇分布、区域性分布、线样和段样分布者,需要临床活检。②粗糙不均质钙化:多 >0.5mm,可能为恶性改变,也可出现在良性的纤维化、纤维腺瘤和外伤后的乳腺中,需结合分布情况综合考虑。③细小多形性钙化:较不定形钙化更可疑,大小形态各异,直径常 <0.5mm。④细线或细线分支状钙化:表现为细而不规则的线样,常不连续,直径 <0.5mm,这些征象提示钙化源于导管腔,是乳腺癌比较特征的征象。

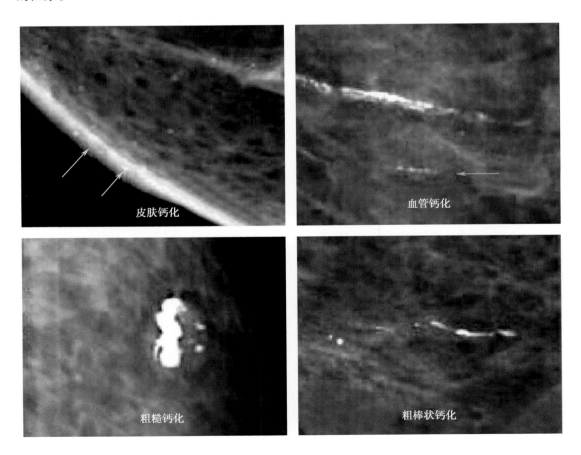

皮肤钙化　　　　血管钙化

粗糙钙化　　　　粗棒状钙化

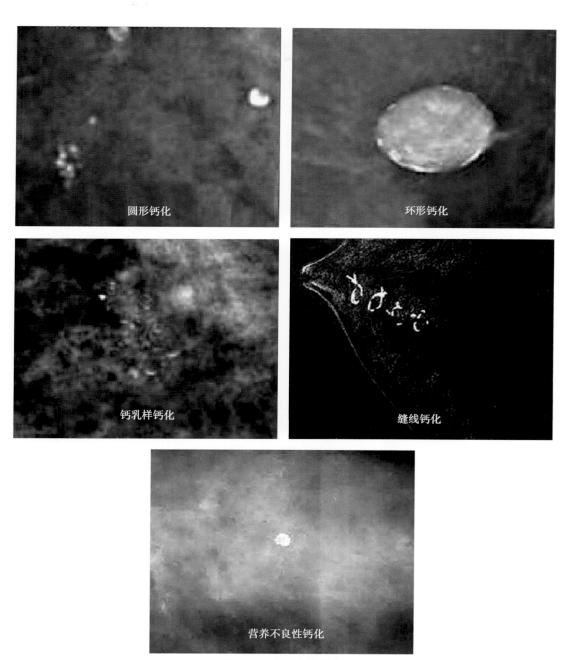

圆形钙化

环形钙化

钙乳样钙化

缝线钙化

营养不良性钙化

图 6-13 典型良性钙化

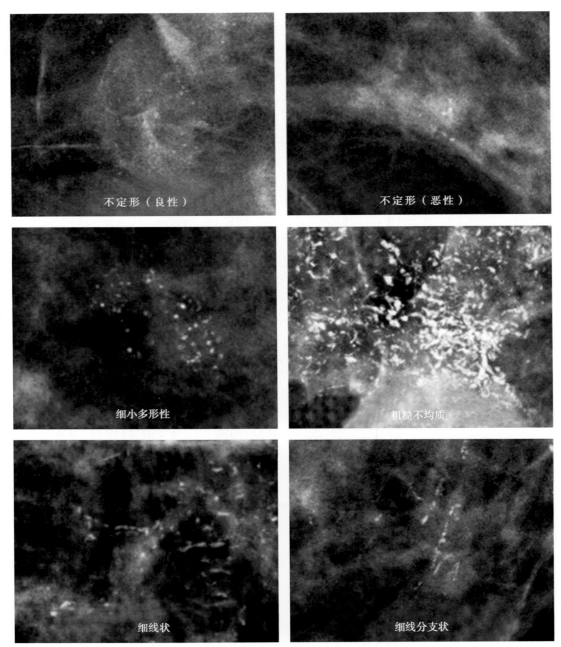

不定形（良性）　　不定形（恶性）

细小多形性　　粗糙不均质

细线状　　细线分支状

图 6-14　可疑恶性的钙化包括不定形模糊钙化、粗糙不均质钙化、
细小多形性钙化及细线或细线分支状钙化

　　钙化分布包括以下五种分布方式(图 6-15)：
　　①弥漫分布：散在分布在整个乳房，这样分布的点样和不定形钙化多为良性改变，常为双侧性。
　　②区域分布：是指较大范围内(>2cm)分布的钙化，常超过一个象限的范围，不能用导管样分布来描写，此类分布的钙化需结合钙化形态综合分析。

③群集分布:是指至少有 5 枚钙化占据在一个较小的范围内,上限不超过 2cm 范围,良恶性病变都可以有这样的表现。

④线样分布:钙化排列呈线形,有时可见分叉点,提示源于一支导管,属可疑恶性改变。

⑤段样分布:常提示病变来源于一支或多支导管及其分支,也可能发生在一大叶或一个段叶以上的多灶病灶,常呈楔形或类三角形,尖端指向乳头。尽管良性分泌性病变也会有段样分布的钙化,但如果钙化的形态不是特征性良性时,首先考虑其为恶性钙化。

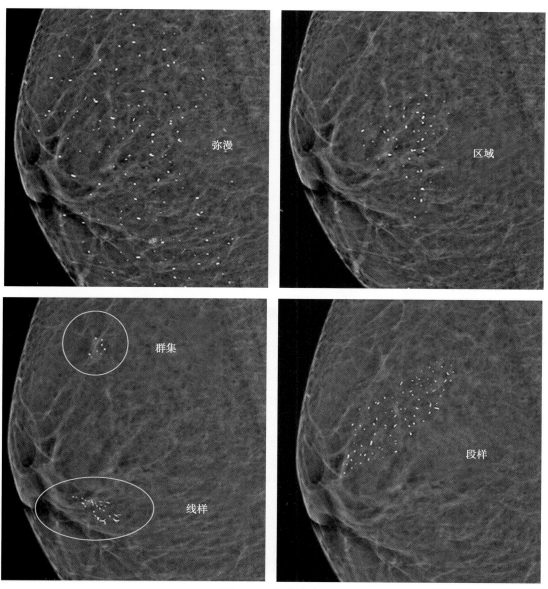

图 6-15 钙化分布

包括弥漫、区域、群集、线样、段样分布

(3)结构扭曲:是指未见明确的肿块,包括从一点发出的放射状影和局灶性收缩,或者在实质的边缘扭曲(图 6-16)。结构扭曲也可以是一种伴随征象,可为肿块、不对称或钙化的伴随征象。最常见于良性的手术后瘢痕、放射状瘢痕、硬化性乳腺病、脂肪坏死等病变,恶性的浸润性导管癌、导管原位癌和浸润性小叶癌。此征象由于常易与乳腺内正常的重叠纤维结构相混淆,诊断时需慎重,需在两个投照体位均显示,并且见到较明确的收缩或扭曲征象时方可诊断。一旦诊断明确,如果不是局部的手术和外伤所致,则一定建议临床切除活检。

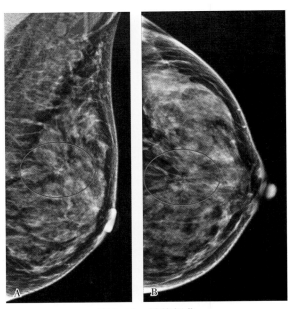

图 6-16　结构扭曲
A. MLO 位;B. CC 位

(4)不对称:

1)不对称:一个或两个投照体位显示的致密影,可见脂肪组织分布在这个致密影中,常为正常的纤维腺体组织叠加引起。

2)宽域性不对称:需与对侧乳腺相应区域比较后作出判断,范围较大至少达一个象限,代表一个较大的乳腺组织,密度较正常乳腺组织高或有较明显的导管可见,无局灶性肿块、结构扭曲或伴随的钙化。常代表了正常变异,或为手术治疗后的结果。但当有触诊异常时,可能有临床意义(图 6-17A)。

3)局灶性不对称:不能用其他形状精确描述的致密改变,异常区域小于一个象限范围。两个投照位置均显示,但缺少真性肿块特有的边缘改变,其内可见夹杂脂肪组织。往往需要对其做进一步检查,由此可能会显示一个真性肿块或明显的结构扭曲(图 6-17B)。多为真性病灶,较宽域性不对称更可疑。

4)进展性不对称:在随访过程中,与前片对比新出现的不对称致密影,或在原有不对称的基础上出现的密度增高、范围增大。需要排除激素替代治疗、手术史、创伤、感染等因素。恶性可能性为 13%~27%。需要进一步的影像学评估或活检(图 6-17C)。

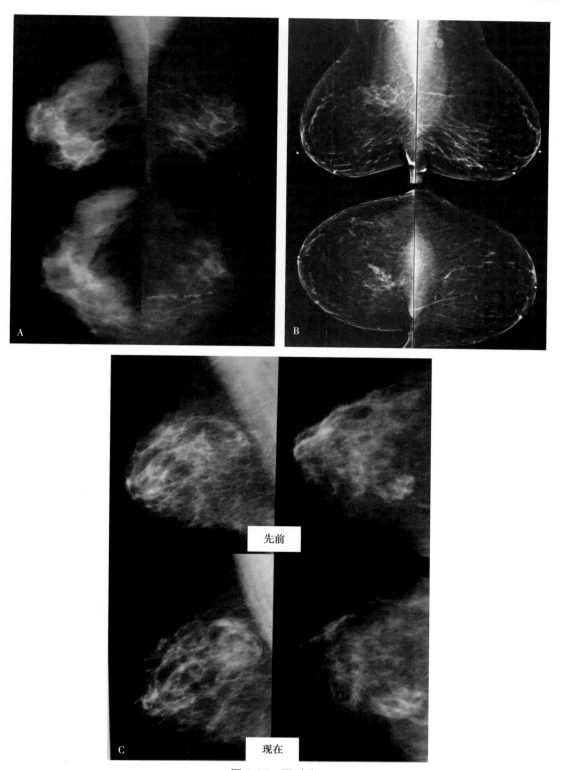

先前

现在

图 6-17　不对称
A. 宽域性不对称;B. 局灶性不对称;C. 进展性不对称

4. 其他征象

(1)皮肤改变:包括皮赘、皮肤瘢痕、痣、疣、皮肤乳头状瘤及皮肤神经纤维瘤病等。若两个投照位置均可见,可能被误认为是乳腺内病灶,技师应在检查前贴标记。有时可见病变边缘低密度气体环绕形成的晕环。

(2)乳腺内淋巴结:典型表现为肾形,可见有淋巴结门脂肪所致的透亮影,常 <1cm。当淋巴结较大,但其大部分为脂肪时,仍为良性改变。可以是多个,可出现在乳腺任何部位,外上象限多见。

(3)孤立导管扩张:为管状或分支样结构,可能代表扩张或增粗的导管。单侧性的乳头后方孤立性导管扩张较为少见,其意义尚未完全明确,有研究者认为可能是无钙化的导管原位癌的表现。

5. 其他伴随征象　常伴随肿块、钙化、结构扭曲或不对称影出现,或为不伴有其他异常征象的单独改变。

(1)皮肤凹陷:皮肤受牵拉回缩,有时可见到表皮局部凹陷形成酒窝征。

(2)乳头凹陷:乳头回缩、内陷,若为双侧性且无其他可疑征象,则意义不大。

(3)皮肤增厚:可局部或弥漫,厚度常 >2mm。

(4)小梁增粗:乳腺内纤维间隔的增厚、增粗。常伴有皮肤增厚,可见于癌性淋巴管阻塞及心力衰竭所致的乳腺水肿。

(5)腋窝淋巴结肿大:淋巴结增大、无明显脂肪替代时,应密切关注。观察淋巴结有无肿大,其内部结构改变比体积增大更具有诊断意义。

总之,主要征象均要观察其伴随的其他征象;伴随征象的出现会增加恶性评估的权重。

(二) 总体评估

采用 BI-RADS 分级(类),参照的是美国放射学会 BI-RADS(2013 年第 5 版)。

1. 评估是不完全的　BI-RADS 0 级(类):当前影像不能做出最终评估,需要结合前片或其他影像学检查进一步评估(图 6-18)。常在筛查情况下应用,在临床的影像学检查中少用,推荐的其他影像学检查包括点压摄影、放大摄影、超声或 MRI 检查(不推荐红外线检查或 CT 检查)。0 级(类)评估的病变可以包括:①临床扪及肿块而 X 线没有相关阳性发现者;②临床有乳头溢液症状而 X 线没有相关阳性发现者。

2. 评估是完全的

(1)BI-RADS 1 级(类):阴性。恶性可能性为 0(图 6-19)。乳腺 X 线无异常发现,乳腺是对称的,无肿块,无结构扭曲、无不对称或可疑钙化。

(2)BI-RADS 2 级(类):肯定良性发现,恶性可能性为 0(图 6-20)。包括:①边界清晰的伴粗大钙化的实性肿块,如退化的纤维腺瘤;②含脂肪的肿块(如脂性囊肿、脂肪瘤、输乳管囊肿及混合密度的错构瘤);③典型的良性钙化(如环状钙化、血管钙化、乳钙样钙化等);④乳腺内淋巴结;⑤乳腺假体;⑥与临床病史明确相关且随访过程中无变化的结构扭曲或不对称致密等。

(3)BI-RADS 3 级(类):可能良性,恶性可能性为 0~2%,建议短期(6 个月)随访(图 6-21)。具有很高的良性可能性,医师期望病变在短期随访中(一般为 6 个月)稳定或缩小来证实他的判断。此类型病变包括无钙化边界清晰的肿块、局灶性的不对称、孤立或群

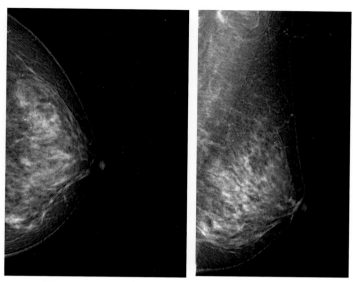

图 6-18　左乳溢液,X 线片阴性,BI-RADS 0 级(类)

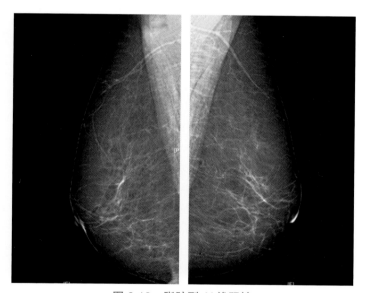

图 6-19　脂肪型,X 线阴性

集分布的点状钙化。这一分类不适用于对临床已经扪及肿块的乳腺评价。对这一级(类)的处理,可以短期随访 6 个月后单侧乳腺 X 线摄影复查,若无变化,再 6 个月、再 12 个月双侧随访复查至 2 年甚至更长来证实判断。2 年或 3 年的稳定可将原先的 3 级(类)判定为 2 级(类)。对可能是良性的病变在随访中出现增大,应归入 4 级(类),建议活检而不是继续随访。

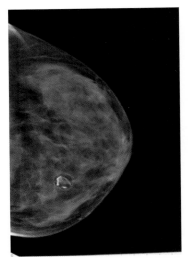

图 6-20 含油囊肿并粗大钙化

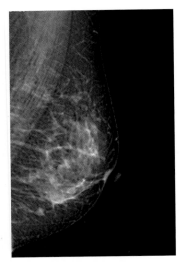

图 6-21 左乳内下边界清晰、不可扪及的小肿块,同时的超声检查相应区域未见异常

(4)BI-RADS 4 级(类):可疑恶性,需要组织学诊断。恶性可能性 >2% 但 <95%。此级(类)又分为 3 个亚级(类):

1)4A:低度可疑恶性,需要组织学诊断,恶性可能性 >2% 但 ≤ 10%(图 6-22)。建议组织学确诊为良性后短期随访,随访时间为 6 个月。4A 级(类)评估的病变可以包括:可扪及的、部分边界清晰(>25% 以上遮蔽)的实性肿块,如纤维腺瘤或触诊可及的复杂性囊肿或可触及的乳腺脓肿。

2)4B:中度可疑恶性,需要组织学诊断,恶性可能性 >10% 但 ≤ 50%(图 6-23)。建议活检后定期随访,此类病变往往是一些不典型性纤维腺瘤或脂肪坏死,如果活检病理为乳头状瘤则应切除活检。4B 级(类)评估的病变可以包括:①边缘部分模糊的较高密度肿块;②群集、线样、段样分布的不定形的模糊钙化或粗糙不均质钙化或细小多形的钙化。

3)4C:高度可疑恶性,需要组织学诊断,恶性可能性 >50% 但 < 95%(图 6-24)。此类病变包括边界不清、不规则形的实性肿块或新近出现的多形性群集钙化。此类病理结果往往是恶性的。

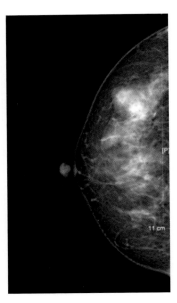

图 6-22 边界部分清晰的实性肿块

对影像判读为 4 级(类)的,无论哪个亚级(类),在有良性的病理结果后均应定期随访。而对影像为 4C 级(类)、病理结果为良性的,则应对病理结果做进一步的评价以明确诊断。

(5)BI-RADS 5 级(类):高度提示恶性,恶性可能性 ≥ 95%,需要组织学诊断(图 6-25)。

此级(类)病变可以不活检而直接行外科手术〔注:从临床外科医师角度,5 级(类)应积极活检,或术中冷冻切片检查后才能行确定性手术治疗〕。当然,如果要进行术前化疗或前哨淋巴结显像,则仍然需要进行活检。

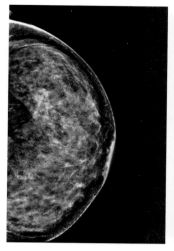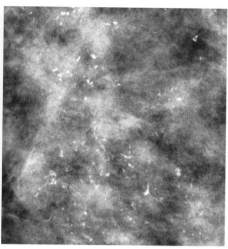

图 6-23　区段性分布的钙化

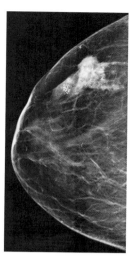

图 6-24　形态不规则、
边缘浸润的高密度肿块

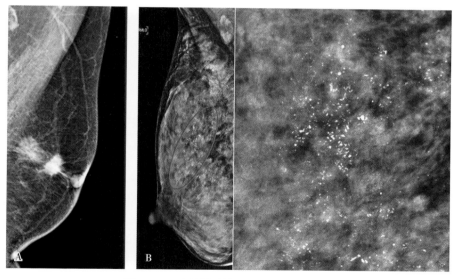

图 6-25　毛刺样肿块和细线分支状钙化
A.高密度毛刺样肿块伴乳头内陷;B.段样分布细线分支状钙化

　　5 级(类)评估的病变可以包括:①形态不规则、边缘毛刺的密度增高肿块,可伴钙化;②新发群集、段样或线样分布的细线或细线分支状钙化。

　　此级(类)病变往往合并有乳头、乳晕、皮肤改变及腋下淋巴结增大等伴随征象。

　　(6)BI-RADS 6 级(类):用于活检已确诊为恶性,但尚未进行完整手术切除的影像学评价,临床择期手术。6 级(类)评估的病变可以包括:①活检证实恶性尚未进行手术或其他治疗,可以评价活检后的影像改变;②新辅助化疗后观察病灶变化,用于监测疗效。

（三）诊断报告模板

乳腺实质构成分型的描述应放在报告的起始，临床医师在阅读影像报告时，应了解这一分型的重要性，以帮助其了解报告检出病灶的敏感度。因为脂肪型和散在纤维腺体型对病变显示较清晰、直观，而不均匀致密型和极度致密型由于纤维腺体成分多，可能遮盖病灶，会一定程度地降低病变检出的敏感性。

1. 影像诊断报告模板

（1）投照位置描述（CC 位 /MLO 位或 + 其他辅助投照体位）。

（2）影像学表现描述：

1）乳腺实质构成分型（放在报告起始）。

2）主要征象描述：

①肿块：定位、形态、边缘、密度、大小测量，需描述是否合并钙化。

②钙化：定位、分布、形态。

③结构扭曲：定位；若为单独改变时，需描述是否合并钙化。

④不对称：定位、范围；若为单独改变时，需描述是否合并钙化。

3）伴随征象描述：乳头、乳晕、皮肤改变（乳头有无内陷，乳晕有无增厚，病灶相邻的皮肤有无增厚、凹陷）、腋下淋巴结（有无肿大）。

（3）影像学印象［双侧乳腺 BI-RADS 分级（类）评估 0~6］。

2. 临床诊断报告示范（表 6-1~ 表 6-3）

表 6-1　临床报告示范 1

×××医院乳腺 X 线检查报告单				
放射科号：	诊疗卡号：	检查日期：	报告日期：	
姓名：	性别：	年龄：	科别：	病床：
一、临床印象：乳腺癌筛查 1. 投照体位　☑左侧：头尾位、内外斜位 　　　　　　　☑右侧：头尾位、内外斜位 2. 影像学表现描述 双侧乳腺实质结构呈散在纤维腺体型（b 型）。 右乳外上象限可见一粗大的环形钙化。 双乳未见肿块、结构扭曲及不对称。双乳 Cooper 韧带未见增厚。双乳晕、乳头和皮肤未见明显异常。 双腋下未见肿大淋巴结影。				
二、影像学印象 乳腺腺体实质构成：ACR b 左乳未见明显异常，BI-RADS 1。 右乳外上良性钙化，BI-RADS 2。				
报告医师：　　　　　　审核医师：　　　　　　医师签名：				
注：报告仅供临床医师诊断参考				

表 6-2　临床报告示范 2

×××医院乳腺 X 线检查报告单

放射科号：　　　　诊疗卡号：　　　　　检查日期：　　　　　　报告日期：

姓名：	性别：	年龄：	科别：	病床：

一、临床印象：乳腺癌筛查

1. 投照体位　☑左侧：头尾位、内外斜位
　　　　　　　☑右侧：头尾位、内外斜位

2. 影像学表现描述

双侧乳腺实质结构呈不均匀致密型(c 型)。

左乳外上可见高密度的宽域性不对称。

双乳未见肿块、钙化及结构扭曲。双乳 Cooper 韧带未见增厚。双乳晕、乳头和皮肤未见明显异常。

双腋下未见肿大淋巴结影。

二、影像学印象

乳腺腺体实质构成：ACR c

左乳外上宽域性不对称，良性改变可能，随访，BI-RADS 3。

右乳未见明显异常，BI-RADS 1。

报告医师：　　　　　审核医师：　　　　　　医师签名：

注：报告仅供临床医师诊断参考

表 6-3　临床报告示范 3

×××医院乳腺 X 线检查报告单

放射科号：　　　　诊疗卡号：　　　　　检查日期：　　　　　报告日期：

姓名：	性别：	年龄：	科别：	病床：

一、临床印象：乳腺癌筛查

1. 投照体位　☑左侧：头尾位、内外斜位
　　　　　　　☑右侧：头尾位、内外斜位

2. 影像学表现描述

双侧乳腺实质结构呈 c 型，外上象限见不均匀分布的纤维腺体组织。

右乳外上象限，中 1/3 带，距离乳头基底部 3.5cm 处见一个不规则形高密度肿块，大小约 1.5cm×2.0cm，边缘呈毛刺样改变。

双乳未见钙化及结构扭曲。双乳晕、乳头和皮肤未见明显异常。

双腋下可见多个小淋巴结，可见淋巴结门。

二、影像学印象

乳腺腺体实质构成：ACR c

左乳未见明显异常，BI-RADS 1。

右乳外上象限中 1/3 带肿块，恶性可能大，BI-RADS 5。

报告医师：　　　　　审核医师：　　　　　　医师签名：

注：报告仅供临床医师诊断参考

三、乳腺 X 线检查质量控制

(一) 设备管理及维护

乳腺数字化 X 线摄影(digital radiography,DR)设备进行定时定期的质量控制(quality control,QC)检测,对检查系统性能、维持最优影像质量非常重要。每天、每周、每月、每季度、每半年和每年推荐的检测步骤都是执行乳腺 X 线摄影设备 QC 的一部分。指定 QC 技师除执行突发情况的检测和年度检测外,还要执行大部分的日常 QC 任务。购置乳腺 DR 设备时最好把专为乳腺 DR 设备定制的 QC 测试模体和剂量监测仪包括在内。对系统评估的 QC 方法、监视器和工作站的维护、安置、调整直至应用,都应从生产商那里获取信息并掌握和运用。设备测试用工具及软件和电子制表软件是相关系统性能强有力的量化指标和图形分析工具。

1. 每天 QC 实施项目

(1)观察机房环境,要求温度在 20~26℃,相对湿度在 40%~60%。

(2)开始采集图像前,系统要有 5~15 分钟的准备时间。

(3)查看系统运行状态,确定医院内部网络连接正常、受检者登记信息完整。

(4)训练球管,要求使用 ±90° 旋转机架,保证设备运行状态良好。

(5)观察剂量测量仪的阅读面板,确定曝光数值显示在正常范围。

(6)观察和记录每个受检者每个体位的乳房压迫厚度、kVp、mAs、皮肤入射剂量(entrance skin exposure,ESE)和平均腺体剂量(average glandular dose,AGD)。

(7)执行 QC 时,要在影像中寻找是否有粉尘颗粒、刮擦痕迹或其他伪影,一经发现应及时清除。

(8)监视器的清洁,要保持监视器屏幕无粉尘、指纹和其他痕迹,保证良好的图像浏览条件,可用棉布或眼镜布类清洁。

2. 每周 QC 实施项目

(1)检测平板探测器的背景噪声(需要专用的测试模体,由技师施行)。

(2)进行调制传递函数(modulation transfer function,MTF)和对比噪声比(contrast noise ratio,CNR)的测试(部分厂家的乳腺机要做,需要专用的测试模体,由技师施行)。

(3)进行平面野的测试(部分厂家的乳腺机要做,需要专用的测试模体,由技师施行)。

(4)进行模体图像质量的测试,该测试同时可以测试监视器和打印机的图像质量。全数字化乳腺机对模体图像中的 6 条模拟纤维、5 组模拟钙化、5 个模拟肿块,要求至少显示 5 条模拟纤维、4 组模拟钙化、4 个模拟肿块方为合格(需要专用的测试模体,由技师施行)。

(5)若测试超出预先设置的界限时,要核查系统性能并采取相应措施或联系维修工程师。

(6)校验工作站的监视器校准,使对比度/亮度设定在 0~5% 和 95%~100% 小斑块都可见的范围内。

3. 每月 QC 实施项目
检查曝光模式,观察设备在全自动、半自动、手动三种曝光模式下,系统是否运行正常。方法:使用图像质量测试模体分别在三种曝光模式下进行曝光操作,显示正常即可。

4. 每季度 QC 实施项目

(1)对平板探测器执行校准程序(需要专用的测试模体,由技师操作)。

(2)执行对低对比、空间对比度和信噪比等的分析(需要专用的测试模体,由工程师操作)。

(3)进行几何畸变和高宽比的检测(需要专用的测试模体,由工程师操作)。

(4)统计照片重拍率,查看曝光指数趋势,确定影像重检原因。

(5)检查 QC 曝光指示器数据库,确定曝光不足或曝光过度的原因并进行校正(需要专用的测试模体,由工程师操作)。

5. 每半年 QC 实施项目

主要是压力测试,确保乳腺摄影设备在手动和电动两种模式下既能提供足够压力又不能压力过大(要求 CC 位 100~120N,MLO 位 >150N,但 <200N),所用检测设备为专用磅秤或数字秤。

6. 每年 QC 实施项目

(1)QC 医师、技师共同观察、评估影像质量。

(2)抽查一年内影像处理算法的适用性是否良好。

(3)执行验证时的检测步骤以确定或重建基准值。

(4)分析重拍现象、观察曝光量趋向、查看 QC 记录和设备维修情况。

最后强调一下,医院指定的乳腺 QC 技师、专业维修人员都应积极参与乳腺 X 线摄影设备的日常维护和 QC 检测工作。对乳腺 X 线摄影设备的大规模调整、校正,仅可由生产厂商指定人员、乳腺 QC 技师及专业维修人员执行。除定期执行 QC 检测外,所有检测都应根据实际需要随时进行,特别是在硬件或软件发生变化、设备发生故障维修后。

(二)图像质量控制

标准化的乳腺数字化 X 线片是诊断医师诊断乳腺疾病的基础,努力提高乳腺 X 线片标志的规范摆放及规范摄影,也是乳腺影像质控的重要组成环节。

1. 乳腺影像标志的摆放　乳腺 X 线片上必须包括摄影设备、摄影日期、患者 ID、姓名、出生日期、年龄、左右、摄影方向等。一般在乳腺轴位片上,将"(R/L)CCL"标记放置于同侧乳腺的外侧缘;乳腺内外斜位片上,将"(R/L)MLO"标记放置于同侧乳腺的上方(图 6-26)。乳腺体表皮肤痣做好标记,手术瘢痕等临床信息要在系统中做好便签,方便阅片医师浏览。

2. 乳腺影像体位显示标准(图 6-26)

(1)MLO 位:①胸大肌显示充分,其下缘能显示到后乳头线(PNL)或以下;②乳腺下皱褶(inframammary fold,IMF)分散展开,且能分辨;③腺体后部脂肪组织充分显示;④乳腺无下垂,乳头呈切线位显示;⑤不可显示皮肤皱褶;⑥左、右乳腺照片影像对称放置呈菱形。

(2)CC 位:①包含乳腺的后内侧缘,能显示胸大肌边缘;②同侧乳房的 CC 位与 MLO 位摄影的后乳头线长度差距必须在 1cm 范围之内;③充分显示乳腺后的脂肪组织;④不可以显现皮肤皱褶;⑤可以显现位于切线为上的乳头,不可与乳腺组织重叠;⑥双侧乳腺 CC 位照片相对放置,两侧乳腺呈球形。

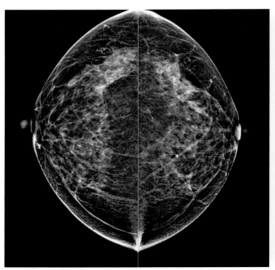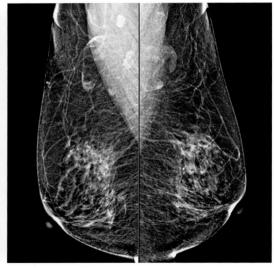

图 6-26　双乳 X 线摄影标准体位

实际工作中，由于患者体位受限或其他因素，不能完全达到标准体位，以充分显示乳腺腺体组织、无重叠伪影为补充原则。

3. 图像密度分辨率　MLO 位与 CC 位的照片影像细节要求能显示 0.2mm 的细小钙化。

4. 乳腺平均腺体剂量标准　根据国际标准，标准体型受检者的平均腺体剂量（乳腺压迫厚度 5cm，有滤线栅）不超过 3mGy。

（三）诊断报告质量控制

乳腺 X 线摄影诊断报告必须按照规范术语描述病变、书写报告，参考美国放射学院（American College of Radiology，ACR）2013 年发布的第 5 版乳腺 X 线 BI-RADS 分类报告系统。

乳腺 X 线诊断报告中必须包含腺体实质构成分型（a、b、c、d 类）。双侧乳腺摄影时，必须同时进行 BI-RADS 分级（类）评估，不能只评估阳性发现侧乳腺，而忽略对侧乳腺评估。如一侧乳腺发现多处不同类别病变，应对其分别进行 BI-RADS 分级（类）评估。

每份诊断报告必须实行双人签发制度。边远地区在诊断医师匮乏的情况下，需由上级医院定期复核其下属地诊断报告，确保诊断质量。

（蒋燕妮　沈茜刚　张　嫣　顾雅佳）

第七章

乳腺活检技术与病理报告规范

目前乳腺癌的病理学诊断包括乳腺细胞学检查、乳腺经皮活检和传统的手术活检。乳腺细胞学检查具有简便、经济等优点，但由于其诊断准确性很大程度上取决于病理科医师经验，细胞学不能取代组织病理学诊断，组织病理学诊断仍是乳腺癌诊断的金标准。经皮活检技术可取得足够组织标本进行组织病理学诊断，而且能区分原位癌和浸润癌，敏感性和特异性均明显高于细胞学检查，是目前乳腺癌获取病理学诊断的主要推荐方法。对于不可触及的乳腺亚临床病灶，影像学引导的经皮活检或钢丝定位开放手术活检是明确其病理诊断的金标准。

第一节　乳腺经皮活检术

乳腺经皮活检术主要包括空芯针穿刺活检（core needle biopsy，CNB）和真空辅助旋切活检（vacuum assisted biopsy，VAB）两种方法。CNB 是通过空芯套管穿刺针对目标病灶进行反复穿刺以得到病灶部分活检标本（图 7-1）。VAB 是在 CNB 的基础上进行改进达到能切除全病灶的活检系统。该系统由旋切刀（图 7-2）和真空抽吸泵两大装置组成（图 7-3）。与 CNB 相似，旋切刀由套管针组成，辅以真空抽吸，并由特殊装置将切取的标本送出体外，可以重复连续切割，对于恶性病变可取得的标本量大，足够用于术前各项免疫组化检测，对较小的乳腺良性肿块可完全切除。

除了对临床可触及病灶可进行徒手穿刺外，一般建议在影像学引导下进行经皮活检，这样有利于进一步提高活检的准确性。影像学引导下乳腺经皮活检术指在乳腺 X 线、超声或磁共振等影像检查引导下进行乳腺穿刺或旋切活检，特别适合临床不可触及的乳腺亚临床病灶（如小肿块、钙化灶及结构扭曲等）。

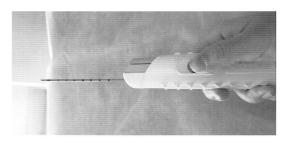
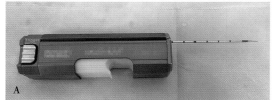
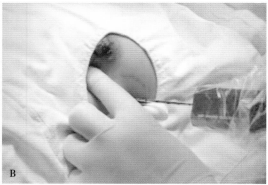

图 7-1　空芯套管穿刺针及操作

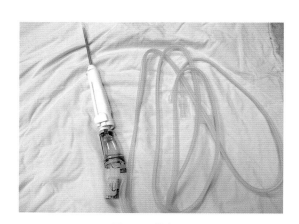

图 7-2　旋切刀

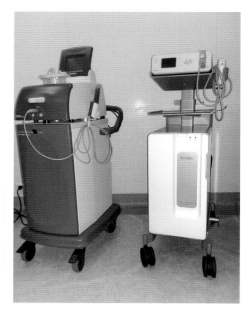

图 7-3　真空抽吸泵装置

一、乳腺经皮活检术适应证

1. 临床可触及乳腺肿块或局限性增厚,影像学检查提示相应部位有乳腺内占位性病变,需要行 CNB 或 VAB 以明确诊断。

2. 乳腺影像学检查发现临床不可触及的亚临床病灶,BI-RADS ≥ 4 级(类),需要影像学引导下行 CNB 或 VAB 以明确诊断。

3. 乳腺影像学检查发现临床不可触及的亚临床病灶,BI-RADS 3 级(类)病灶,如果患者要求或有临床其他考虑(如患者精神焦虑,缺乏定期随访条件),也可考虑进行乳腺经皮活检术以明确诊断。

二、乳腺经皮活检术禁忌证

1. 有出血倾向、凝血机制障碍等。
2. 合并严重全身性疾病（心脑血管、肝脏、肾脏等原发性疾病），难以耐受手术。

三、乳腺经皮活检术的操作流程

（一）术前准备

1. 签署知情同意书　告知活检手术可能导致的并发症，并因为可能出现假阴性和低估的结果而需要再次活检或行开放手术活检。

2. 活检设备的要求

（1）空芯针弹射式活检枪（推荐规格 14G），真空辅助乳腺定向活检系统（推荐规格 7~11G）。

（2）超声引导下经皮活检使用高频乳腺超声探头：频率 7~15Hz。

（3）X 线引导下经皮活检须具备乳腺 X 线立体定位床或配备定位活检装置的乳腺 X 线机。

（二）CNB 操作流程

1. 患者体位　徒手和超声引导下穿刺活检采用仰卧位，或根据肿块部位适当侧卧以方便操作；X 线引导下穿刺活检采用直立位或俯卧位。

2. 穿刺点定位　因存在沿针道种植的可能性，穿刺点应尽量靠近目标病灶，如需要进一步开放手术，便于将针道完整切除。

3. 穿刺过程　①消毒铺巾。②穿刺点皮肤和皮下以 1% 利多卡因行局部浸润麻醉。③经穿刺点，使穿刺活检枪前端插入目标病灶边缘，弹射穿刺活检枪进行活检；另外，以目标病灶轴心向不同方向进行穿刺，根据组织学诊断和免疫组织化学检测的需要反复穿刺获得 3~4 条较完整的组织标本，如果为钙化病灶的穿刺活检，建议取 10 条或以上组织标本。④活检结束后压迫手术部位 5 分钟，并进行加压包扎 24~48 小时。

4. 标本处理　穿刺标本予 4% 甲醛溶液固定，因组织条细小，一般不宜行快速冷冻切片检查。

（三）超声引导下 VAB 操作流程

1. 患者体位　根据病灶部位以方便操作为前提，推荐选择平卧位或根据肿瘤位置，倾斜体位。

2. 切口选择　因存在沿针道种植的可能性，VAB 切口尽量靠近目标病灶，如需要进一步开放手术，便于将针道完整切除。如果应用于良性肿瘤切除，可选择乳晕切口或其他隐蔽切口，有利于术后美容效果。

3. 活检过程（图 7-4）

（1）常规消毒铺巾。

（2）以无菌套罩住超声探头，超声体表定位目标病灶，确定探针最佳进针方向。

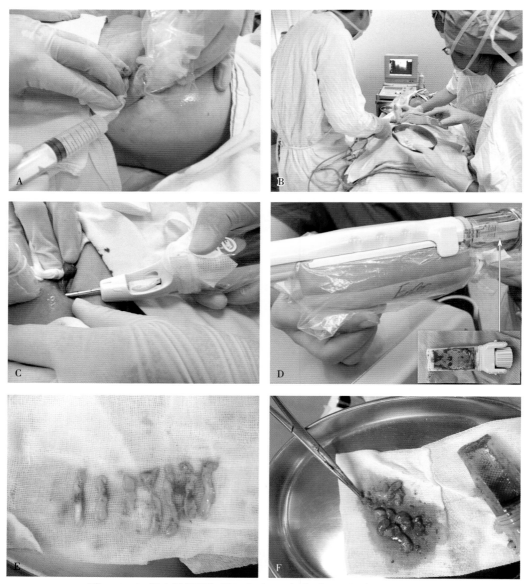

图 7-4　A. 超声引导下行局部麻醉;B. 超声引导下行真空辅助活检;
C. MAMMOTOME 系统活检刀取标本槽;D. AnCor 系统活检刀组织标本收集盒;
E. MAMMOTOME 系统切除的组织标本;F. AnCor 系统切除的组织标本

（3）经进针切口以 0.5%~1% 利多卡因局部浸润麻醉,分别注射在乳腺病灶上方皮下及乳房后间隙。麻醉范围应超过旋切刀顶部位置。

（4）VAB 开机并自检通过后,由皮肤切口插入置于引导模式的旋切刀;在超声引导下将旋切刀置入肿瘤正下方,使目标病灶位于旋切刀刀槽窗口上方;将旋切刀置于切割模式,在超声监视下,反复切割病灶,直至病灶在超声下消失;将活检枪置于引导模式并拔出;超声复查确保病灶无残留。

（5）VAB 标本取出方式：AnCor 系统中的标本集中保存在旋切刀尾部标本盒中，术毕取出标本盒可见旋切的组织标本；MAMMOTOME 系统中的标本每次旋切后，组织标本会抽吸至旋切刀中部的标本槽，需助手用镊子或组织钳取出组织标本后，才能进行下一次旋切活检。

（6）活检结束后压迫针道及活检腔止血 5~15 分钟，检查伤口无活动出血，以医用粘涂胶封闭伤口，胸带加压包扎 48~72 小时。

4. 标本处理　旋切标本予 4% 甲醛溶液固定，送病理学检查。

（四）X 线引导下 VAB 操作流程

1. 术前准备　同超声引导下活检。

2. 操作过程

（1）根据 X 线立体定位床或配备定位活检装置，患者采用俯卧或坐位。

（2）根据患者术前的乳腺 X 线片提示病灶的位置，完成乳房摆位后摄片，调整病灶在活检窗内适当位置。再旋转 X 线管对患者进行拍片（±15°），得到两幅立体影像，在立体影像上确定穿刺点，由定位系统电脑自动算出病灶在三维坐标即 X、Y、Z 的数据，并发送到活检系统。借助计算机的辅助作用对进针点进行确定。

（3）经进针切口以 0.5%~1% 利多卡因局部浸润麻醉，皮肤做 3~4mm 切口。

（4）将旋切活检刀前进至机器设定好的位置后，对患者进行拍片，确认病灶与刀槽位置吻合后开始真空负压旋切活检。

（5）进行旋切（组织标本数量根据实际情况由医师决定），如果为钙化病灶的穿刺活检，建议取 10 条或以上组织标本，将取出的组织样本有次序地排列在标本袋上；取出标本方式同超声引导下 VAB 的取出标本方式。

（6）对取出的组织样本进行 X 线摄影照片明确病变是否切除（图 7-5）。

（7）后续操作同超声引导下 VAB。

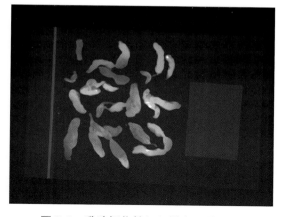

图 7-5　乳腺钙化灶组织样本 X 线照片

（五）超声引导下乳腺钙化 VAB 简介

钙化是乳腺 X 线照片常见的征象，临床上 30%~50% 的乳腺癌以钙化灶为表现，所以临床上可疑恶性钙化灶要进行准确定位的病理活检。而且不少临床触诊阴性的早期乳腺癌，钙化更是其唯一的临床表现。因此，钙化灶的精准定位活检对早期诊断有重要的意义。目前乳腺 X 线检查仍是临床上显示钙化的金标准。既往乳腺钙化灶的活检方式包括：X 线立体定位穿刺活检、微创切除活检、X 线引导下钢针定位开放手术切除活检等。这些活检方法均需要价格昂贵的 X 线立体定位设备或穿刺定位活检床，而且手术过程中患者要接受 X 线辐射。10MHz 的超声线阵式探头其最大纵向分辨率为 0.075mm，而乳腺微小钙化灶的大小一般为 0.1~0.5mm，平均为 0.29mm，这使高频超声显示乳腺内的微小钙化成为可能。当然，超声引导下乳腺钙化 VAB 的关键是运用超声显示乳腺内的钙化灶,若不能显示则不能用超声引导进行钙化灶的 VAB。在一项高频超声引导下乳腺钙化 VAB 的临床研究中,总体成功率达 72.9%,其中钙化范围 >5mm 者活检成功率为 88.9%,钙化范围 ≤ 5mm 者活检成功率仅为 55.9%。所以,对于无 X 线立体定位设备的单位,可选择钙化灶合适病例进行超声引导下的 VAB。

1. 运用高频超声探头以乳头为中心做连续多切面扇形扫查,根据术前乳腺 X 线片提示的钙化灶所在象限(图 7-6A 和图 7-7A),着重检查乳腺 X 线片提示的钙化灶区域,寻找针尖样或细砂样强回声光点,多角度移动探头,以显示钙化灶。

2. 钙化灶的超声图像特征 位于低回声肿块内钙化(图 7-6B),弥散性钙化(图 7-7B)。

3. 术中活检标本送影像科行 X 线标本摄片,并与术前乳腺 X 线照片对比,如果活检标本的 X 线照片见钙化灶(图 7-6C 和图 7-7C),则表示钙化灶活检成功。

4. 其他操作过程与超声引导下 VAB 操作流程一致。

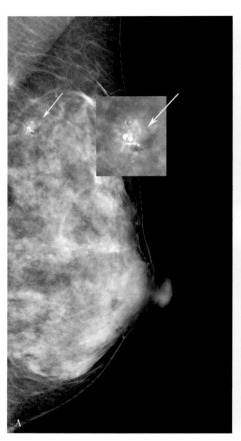
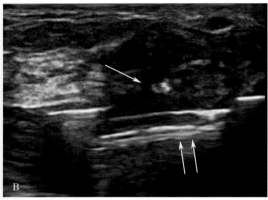
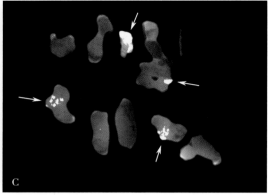

图 7-6 钙化伴肿块的超声引导下微创切除活检
A. 术前乳腺 X 线照片显示的钙化灶(箭头所指);
B. 术中超声显示的钙化活检过程(单箭头为钙化灶,双箭头为活检槽);
C. 活检标本 X 线照片显示的钙化灶(箭头所指),病理结果确诊为纤维腺瘤

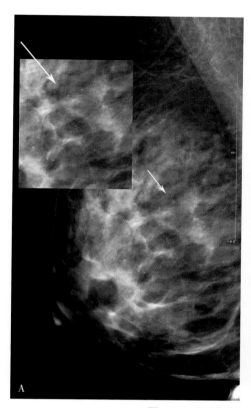
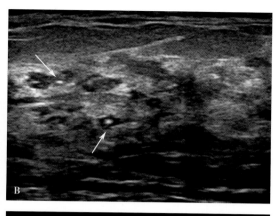
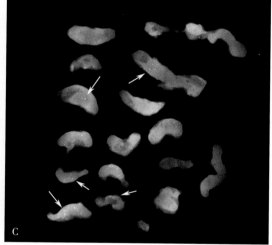

图 7-7 弥散钙化的超声引导下微创切除活检

A. 术前乳腺 X 线照片显示的钙化灶(箭头所指);B. 术中超声显示的钙化灶(箭头所指);

C. 活检标本 X 线照片显示的钙化灶(箭头所指),病理结果确诊为导管内癌

四、乳腺经皮活检术的注意事项

(一) CNB 注意事项

1. 穿刺方向和深度 因弹射性活检可将病灶推开,徒手和超声引导下活检时宜将穿刺针插入到病灶边缘,注意避开较粗的血管,并徒手或用探头适当加压以固定病灶。再次穿刺,应避免在同一针道进行穿刺,建议以目标病灶轴心向不同方向进行穿刺,从而获得充足的穿刺组织标本。注意穿刺的角度,注意深度不可到达胸肌及胸腔,否则可引起肿瘤细胞播散并容易形成血肿及气胸。

2. 确认取得目标病灶 观察取得的样本是否含有足够的腺体成分,以减少因操作不成功导致的假阴性。X 线引导下的钙化灶穿刺活检必须将穿刺样本摄片以确认取得目标病灶。

（二）VAB 注意事项

1. 切口选择应兼顾就近及美观原则,多发病灶应尽量减少切口。有文献报道,经 VAB 确诊为乳腺癌的患者,有针道残留肿瘤细胞的可能,可疑病灶的 VAB 的切口选择需要考虑到再次手术时能完整切除穿刺针道。

2. 在麻醉药物使用方面,应注意局麻药物用量,利多卡因单次使用上限不超过 400mg;局部浸润麻醉药物中可以按照 1:200 000 或 1:100 000 比例加入盐酸肾上腺素(1mg 肾上腺素加入 100ml 生理盐水配成混合液,再用此混合液对 2% 利多卡因进行 1:1 的稀释),以预防出血,但有高血压、心脏疾病者应慎用。

3. 旋切刀型号须根据肿物大小和手术目的选择。

4. 穿刺过程中注意进针深度和角度,避免发生刺入胸腔等意外损伤。

5. 肿瘤位于体表时,尽量在皮下以麻药分离皮肤和肿瘤,切割时超声探头按压要轻柔,防止割穿皮肤。

6. 超声帮助按压瘤体到活检窗,当无法吸出标本时,首先检查负压系统,其次检查活检枪是否堵塞,第三检查是否旋切刀需要更换。

7. 旋切程序 对较大病灶进行切除手术时,推荐在病灶基底部逐步做扇形、旋转、多方位切割,使切割平面从底部逐步上移,并且注意仔细分辨切除标本与正常腺体的区别。

8. 双侧乳腺病灶或多发性病灶应考虑意外恶性肿瘤引起的污染问题。禁止使用同一个旋切刀切除双侧乳腺病灶。

9. 出血是 VAB 最常见的并发症,术后必须进行加压包扎,避免按压时间不够、包扎松脱或移位等,也可经切口放置引流条或带球囊引流管预防出血和血肿形成。对于已经发生术后活动出血者,经压迫无缓解应及时进行开放手术止血,并清除血肿。

第二节 手术切除活检

目前,乳腺病变的性质仍有赖于病理学的诊断,尽管临床上多数可通过经皮活检对乳腺病灶进行病理学的检查,然而还是有不适用者,如不能扪及肿块的乳头溢液患者。另外,经皮活检不成功者或影像学诊断与穿刺病理结果不相符者则需手术切除活检。手术切除活检可完整切除病灶,充分对病灶进行病理学的评估。开放手术的活检包括传统的手术活检和影像引导下的手术切除活检。

一、手术活检的适应证

1. 临床上可触及的肿块,经皮活检不能明确诊断者。

2. 影像学诊断与经皮活检病理结果不相符者。

3. 乳管镜检查发现的乳管内隆起性病变,需要行乳管切除明确诊断者。

4. 乳头及乳房皮肤改变(乳头乳晕糜烂、溃疡或湿疹样改变;乳腺皮肤水肿、红肿、增厚等),需要明确诊断者。

5. 符合经皮活检术适应证,但缺乏相关设备进行经皮活检者。

二、传统的手术活检

(一)切取活检

切取活检是指仅切取病灶一部分组织进行组织病理学的检查。切取活检因破坏病灶的完整性,对于恶性肿瘤可能会导致医源性的肿瘤播散,促进肿瘤细胞的转移,一般不常规应用。因此,切取活检一般仅适用皮肤和乳头病灶,或行 CNB 穿刺活检失败的巨大的肿瘤病灶,无法完整切除但又需要取病理组织明确诊断的病例。行切取活检时,手术操作要轻柔,充分止血创面。活检的部位最好以病变组织与正常组织交界处为佳。

(二)切除活检

切除活检是指完整地将乳腺病灶及其周围部分正常的组织一并切除的活检方法。乳腺的切除活检根据病灶的位置特点又可分为乳腺肿物切除和乳管切除。

1. 活检手术切口的选择　活检的手术切口的选择对于乳房术后能否保持较好的外形有着重要的影响。对于乳头水平上方的病灶,应顺着乳房皮肤的张力线行弧形切口,而对于 3 或 9 点位置及乳头水平下方的病灶应选择放射状的切口;如果病灶靠近乳晕或乳房下皱褶,可行乳晕或乳房下皱褶弧形切口(图 7-8)。对于临床上考虑为良性肿瘤的病灶应尽量应用乳晕切口。手术切口应尽量靠近病灶位置,切口长度要能充分使病灶完整取出。另外,若肿瘤侵犯表面皮肤,手术切口应把受侵犯皮肤包括在内。

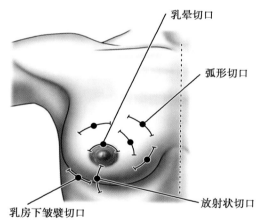

图 7-8　乳腺病灶手术活检切口的选择

2. 乳腺肿物切除　乳腺肿物切除一般主要应用于临床上可触及肿块病灶的切除。术前应先摆好体位,然后对扪及肿块用油性笔进行体表标注。沿手术切口切开皮肤、皮下组织后,以手指触及肿块病灶位置,用手术刀或电刀沿肿块四周锐性切除肿块及其外周正常乳腺组织。对于良性病灶,手术切缘可紧贴肿瘤表面;而临床上可疑的恶性病灶,手术切缘距离肿块至少 1cm。用电刀充分止血创面,用丝线或可吸收缝线缝合皮肤切口。

3. 乳管切除　乳管切除主要应用于乳头病理性溢液,切除溢液乳管及其分支的乳腺组织进行病理学的检查。术中扩张溢液乳管口,注入少量蓝色染料(如:亚甲蓝 0.1~0.2ml)或在乳管镜辅助下置入导丝定位,并根据术前乳管镜检查提示病变乳管的方向,取同侧乳晕弧形切口。以蓝染法的乳管切除术为例,沿切口向乳头方向细致解剖、分离蓝染的溢液主乳管;结扎切断溢液主乳管并沿蓝染乳管完整切除蓝染的病灶及周围少量正常乳腺组织(图 7-9)。在乳管镜辅助下置入导丝定位者,术中沿定位导丝切除病变乳管。用电刀充分止血创面,用可吸收缝线缝合乳头下方腺体,防止术后乳头凹陷,再用丝线或可吸收缝线缝合皮肤切口。

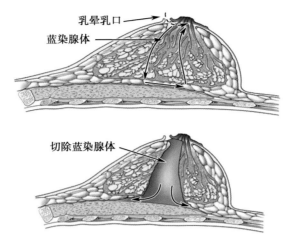

图 7-9　经乳晕切口的乳管切除

三、影像引导下的手术切除活检

随着影像设备和技术的提高以及乳腺癌普查的开展和人们对防癌意识的增强,临床上不可触及的乳腺亚临床病灶,特别是乳腺微小钙化灶的检出率逐年增多。而影像学引导下的手术切除活检是明确这些乳腺亚临床病灶病理诊断的金标准。临床上可通过乳腺 X 线、超声和MRI 进行乳腺亚临床病灶的定位,并在病灶放置钢针、注入蓝染料或核素后行手术活检。目前,临床上应用较多的是乳腺 X 线立体钢针定位开放活检,文献报道其病灶漏诊率仅为 1.1%,对于恶性病变,其假阴性率也仅为 1.0%。以下就乳腺 X 线立体钢丝定位开放活检做简单介绍。

(一) 术前定位

乳腺 X 线对病灶立体定位的准确性是活检成功与否的关键。一般需要乳腺 X 线机及其配套的电脑全数字化立体定位系统。

1. 患者取坐位或卧位,对乳腺病灶进行 2 个不同方向的摄影,电脑立体定位系统自动计算出乳腺病灶 X(左→右)轴、Y(乳头→胸壁)轴和 Z(头→足)轴的穿刺坐标点,穿刺导引架自动调节进针入路及深度。

2. 常规消毒,局部麻醉,通过穿刺导引架根据进针的深度置入钢丝(图 7-10)。

3. 再次行 X 线扫描,明确钢针是否已经准确定位病灶。

4. 拔出针套,末端带倒钩的钢丝自行锚定靶点病灶。

5. 用透明贴膜外固定钢丝的体外部分,避免钢丝位移(图 7-11)。

(二) 手术切除活检

手术切口应靠近定位导丝穿刺点。沿钢针方向行楔形切除,并根据术前对病灶深度及范围的评估,切除钢丝末端定位的病灶及周围少量的正常乳腺组织(图 7-12)。术中切忌牵拉钢针过猛,避免病灶移位;避免电刀接触钢针,导致钢丝断裂。将钢针及其定位的组织(包括钢丝穿刺的针道)一并切除。

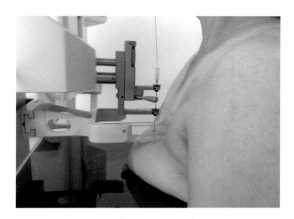

图 7-10　X 线立体定位系统置入钢丝

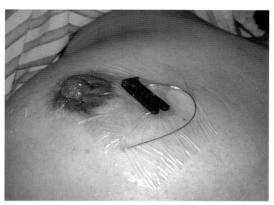

图 7-11　透明贴膜外固定钢丝

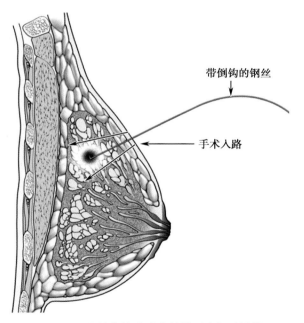

图 7-12　导丝定位乳腺病灶的手术切除活检

(三) 术后标本的处理

术后标本需要行 X 线检查,特别是对于乳腺微小钙化灶的病例,另外外科医师须联合影像科医师分析结果,明确乳腺病灶完整切除(图 7-13)。标本送病理科行病理检查,病理取材最好由外科医师及病理科医师共同参与,以提高取材的准确性。

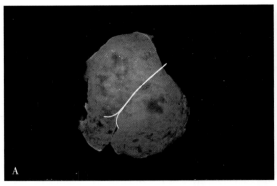
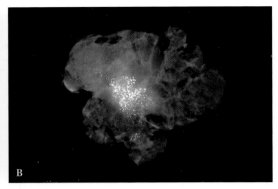

图 7-13　手术切除标本 X 线照片

A. 钢丝定位弥散钙化灶；B. X 线照片显示完整切除密集钙化病灶

四、手术活检的并发症及处理

（一）出血、血肿

一般表现为手术部位肿胀，继而手术切口有鲜血溢出，手术部位皮肤呈现暗紫色。手术后数小时如出现活动性出血，需要重新打开切口，清除血肿，并彻底止血创面。对于时间长、发展较慢的渗血或小范围血肿，可行加压包扎止血，如果血肿进一步扩大，则需要二次手术止血。

（二）手术切口感染、裂开

一般来说，如果手术注意无菌操作，术后无出血、血肿等情况，乳腺活检手术出现切口感染或裂开的发生率较低。若出现切口附近皮肤红肿、脓性分泌物、切口裂开等征象，可用抗生素治疗；形成脓肿时，需切开排脓，并重新缝合伤口。

第三节　病理报告

一、细针抽吸细胞学检查

细针抽吸细胞学检查（fine-needle aspiration，FNA）指应用细针（细针系指针头外径<0.9mm）吸取肿物组织细胞，进行涂片，并进行细胞学诊断，确定肿瘤良恶性的诊断方法。有个案报道在乳腺癌的标本中发现穿刺针道中有肿瘤细胞，但并无生长为实体性肿瘤或者脉管转移的报道。由于 FNA 不能作为乳腺癌确诊手段，阅片要求高，本书不做详细介绍。

二、乳腺空芯针穿刺病理报告分类介绍

自 20 世纪 90 年代,自动针刺活检枪的应用使针刺活检成为常用的乳腺诊断的一种技术。2001 年英国国家卫生保健部乳腺癌筛查委员会病理组发表了乳腺针刺活检标本病理报告的建议。该建议目前已经在欧洲乳腺癌筛查工作中广泛应用。

穿刺标本数量要保持足够,原则上要 4 条以上,标本如果以脂肪为主时,要适当增加。送检标本时,标本一定要保持新鲜,离体后立即投入固定液(10% 的中性甲醛溶液,建议选用合格的商品化试剂)。常温条件下,小标本固定时间为 4~6 小时,大标本为 18~24 小时或更久,低温时(低于 20℃)适当延长固定时间。盛标本的容器要足够大,并应采用广口、平底及有盖的容器,以利于取出和保持组织原形。固定液的量要足,其体积为标本体积的 8~10 倍。固定时应先把固定液倒入容器,再放标本,并轻摇容器,防止标本与容器底部粘贴,影响固定液从底部浸透。固定标本的容器必须清楚地标明患者的科室、床号、性别、年龄、住院号、标本名称、部位。送检申请单项目一定要填写完整,字迹清晰,连同标本一起送往病理科,与病理科接收人员做好接收查对工作。

乳腺穿刺活检样本的组织学检查是通过制定病理分类(B1~B5)来满足评估过程,而不是做定性诊断的。虽然大多数穿刺活检标本都能轻易地分类为正常、良性或恶性,但必须清楚,还有小部分的病例(<10%)不能分类。

(一)诊断标准

1. B1　正常组织(图 7-14)或者标本不足,这一分类包括镜下见到正常乳腺导管、小叶单位,还包括乳腺间质或成熟的脂肪成分,所以 B1 中有可能是脂肪瘤或错构瘤。另外,可能是标本量不足,不足以诊断。部分病例可见微小钙化,但只要导管和小叶结构正常,仍然归入到 B1 的分类中。

2. B2　良性病变(图 7-15),这一分类针对一系列良性病变,包括纤维腺瘤、腺病伴 / 不伴囊肿形成、硬化性腺病、导管扩张和导管内乳头状瘤。此外,还包括其他非间质病变,如脓肿和脂肪坏死。

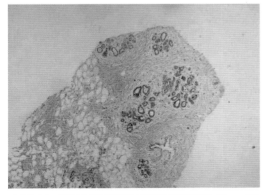

图 7-14　B1 乳腺穿刺示正常乳腺组织(HE,×40)
注:HE 代指苏木精 - 伊红染色(hematoxylin and eosin staining,HE staining)

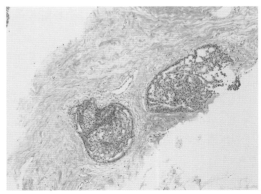

图 7-15　B2 乳腺穿刺示乳腺导管内乳头状瘤
(HE,×40)

3. **B3**　良恶性未定,这一分类主要包括:不典型导管内上皮增生、小叶上皮内瘤变(不典型小叶增生/小叶原位癌)、叶状肿瘤或未能除外叶状肿瘤的纤维腺瘤。对于乳头状病变,当针刺活检显示不典型,而又强烈怀疑原位乳头状癌时,则 B4 的诊断更恰当。此外,这一分类还包括放射状瘢痕/复杂的硬化性病变和乳头状瘤等(图 7-16)。

4. **B4**　可疑恶性,临床取材或病理制片过程中出现挤压或固定不好的标本,镜下未能除外有癌,但不能确诊者,最好归在 B4 中。同样道理,在血凝块中或黏附在标本外缘的明显的恶性肿瘤细胞应归类为可疑 B4。非常小灶的浸润性癌又没有足够的标本进行免疫组化检测时,归类为 B4 更合理。一个完整的单一导管单位含有明确的高级别非典型上皮增生可归为 B5 恶性(图 7-17)。

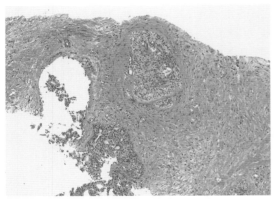

图 7-16　B3 乳腺穿刺示乳腺导管上皮不典型增生,
未除外导管内癌诊断(HE,×100)

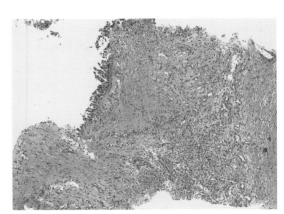

图 7-17　B4 乳腺穿刺组织边缘可见异形上皮,
癌待排除,术后证实是乳腺浸润性癌(HE,×100)

5. **B5**　恶性,这一分类适用于穿刺活检明确恶性的病例(包括所有的癌、肉瘤、癌肉瘤和恶性叶状肿瘤)。只要可能,癌都应进一步区分出是原位癌还是浸润性癌(图 7-18)。

(二) 注意事项

1. B1 和 B2 为良性病变,临床和其他检查如果也为阴性,则需随访。

2. B3 和 B4 为可疑恶性病变,需做术中冷冻检查或免疫组化检查辅助诊断。

3. B5 为明确的恶性病变,临床可采取相应处理,无需术中冷冻检查。

4. 报告应先描述病理改变,然后再写分级。

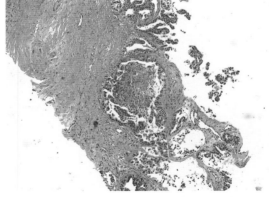

图 7-18　B5 乳腺穿刺组织可见高级别导管内癌,
局灶可见浸润(HE,×100)

(三) 局限性

穿刺活检可以进行分级,而且是较准确的。目前有证据表明,大约 75% 病例的穿刺活检与最终切除活检的分级是一致的。然而,临床医师必须清楚,该分级与之后的切除活检是不同的(几乎都在同一水平)。核分裂计数在穿刺的活检标本中明显低于在切除的活检标本中,这样可能会使穿活检的分级低估。肿瘤还可以根据最常见的分类方法来分型,如导管、特殊型或经典小叶癌。然而,特殊类型的浸润性癌不能准确预测,虽然在穿刺活检中这种类型有一定的准确性。

三、乳腺癌术中的冷冻报告

术中冷冻切片检查(frozen section,FS)又称为术中快速病理诊断(intraoperative pathological diagnosis,IPD),指手术中将未经固定的新鲜组织标本放入冷冻切片机内,冷冻制成切片后染色,并在手术中进行诊断,保证了手术治疗或急待确诊的后续手术能及时进行。随着临床手术的发展,临床医师和患者必须明确,冷冻切片检查并不是最后的病理诊断结果,冷冻切片检查对照石蜡切片检查(paraffin section,PS)的符合率为94%~97%,故目前国际上已将冷冻切片检查视为手术中的病理会诊(intraoperative pathological consultation,IPC)。

(一) 适应证

1. 术前影像学和穿刺活检诊断良恶性不确定的病例。
2. 对于保乳手术的患者,确定手术切缘是否阴性,以了解手术范围是否足够大。
3. 了解乳腺恶性肿瘤有无淋巴结转移(尤其前哨淋巴结),微转移除外。
4. 取新鲜组织供激素受体测定、肿瘤药敏试验、电子显微镜检查和分子生物学检查等特殊需要。

(二) 禁忌证

1. 已知具有传染性的标本(例如结核病、艾滋病等)。
2. 含有骨组织成分的标本。

(三) 局限性

1. 冷冻切片检查的制片质量较石蜡切片检查差,具有一定假阴性或假阳性,诊断的把握性较石蜡切片检查低。
2. 取材较局限,可能造成漏诊。
3. 对病理医师诊断能力要求高,一般需要高年资(3 年以上)的主治医师以上或高级职称的病理医师才有签发冷冻报告的资格。

(四) 不能明确诊断常见原因

不能明确诊断常见原因一般指需等待石蜡切片才能确诊的原因:
1. 上皮交界性病变。
2. 疑为恶性淋巴瘤。
3. 脂肪组织、骨化组织和钙化组织。
4. 需要依据核分裂象计数判断良、恶性的软组织肿瘤。
5. 主要根据肿瘤生物学行为特征而不能依据组织形态判断良、恶性的肿瘤。

(五) 注意事项

1. 冷冻切片检查的优点是快速和准确。要达到这样的要求,必须在人员配备和工作条件两个方面得到基本的保证。

2. 利用冷冻切片检查确认的良性病变,只有阳性结果才有意义,阴性结果只供参考。

3. 完成冷冻 HE 染色切片制备的时间通常为 20~25 分钟。

4. 恒冷箱切片机制片至少应于切片前 1 小时开机预冷,冷室温度一般为 −20~−15℃。

5. 常规开展冷冻切片快速病理学诊断的病理科,恒冷箱切片机宜处于 24 小时恒温待机状态。

(六) 报告及其签发

1. 有条件的病理科宜由两位具有中、高级职称的病理医师共同签署快速活检的病理学诊断意见。对于病变疑难、手术切除范围广泛和会严重致残的手术中快速活检,应由两位具有高级职称的病理医师共同签署会诊意见。

2. 报告内容应包括送检组织的病变性质,是肿瘤性病变还是非肿瘤性病变,肿瘤性病变是良性病变还是恶性病变。如果送检组织包含切缘和前哨淋巴结,应明确指出各切缘(包括内切缘、外切缘、上切缘、下切缘、乳头切缘、基底切缘)是否干净、淋巴结的数目、癌转移的情况,以便指导临床明确手术范围。

3. 快速冷冻活检诊断意见一般在收到送检标本后 40 小时内发出;同一时间段内相继收到的多位患者的标本或是同一患者的多次标本,其发出报告的时间依次类推。对于疑难病变需要查找资料或多人会诊时,可酌情延时报告。

4. 对于难以及时快速诊断的病变(例如病变不典型、交界性肿瘤病变或送检组织不足以明确诊断等),主检病理医师应向手术医师说明情况,恰如其分地签发病理学诊断意见或告知其需要等待常规石蜡切片以进一步明确病理学诊断。

5. 主检病理医师签署的快速活检病理学诊断意见,宜以文字形式报告或网络报告等(具体发出方式由各医院自行决定)方式发出。快速活检病理学诊断意见报告书发出前应核对无误。

四、乳腺病理报告的规范

乳腺病理报告是指手术切除的乳腺标本的最终报告,不包括乳腺穿刺报告和冷冻切片的报告,是临床医师后续治疗的主要依据,报告包括以下方面的内容:

(一) 标本类型

乳腺手术标本包括肿块切除活检标本、区段切除标本、保乳手术标本、乳房切除标本等。

(二) 标本部位

病理报告要写清标本取自哪一侧,以及标本的具体位置,特别是活检手术、区段切除和真空辅助旋切手术的病例,常见的是以乳头为中心的描述法,如左侧乳腺外上象限、右侧乳腺下方等。

（三）肿瘤的组织学类型

以世界卫生组织（WHO）2012年发布的《乳腺肿瘤组织学分类》（第4版）的标准进行，主要分为三大方面内容：良性病变、乳腺癌以及其他类型的恶性肿瘤。

1. 良性病变　主要有：乳腺腺病、囊性增生症、小叶增生、硬化性腺病、放射状瘢痕、复杂性增生病、导管扩张症、纤维腺瘤等。

2. 乳腺癌　组织学类型：按照浸润程度又分为原位癌与浸润性癌。浸润性癌根据组织学特点可分成非特殊类型与特殊类型两大类（表7-1）。

表 7-1　乳腺常见肿瘤组织学分类

1. 常见恶性上皮性肿瘤	腺样囊性癌
1.1　导管原位癌	腺泡细胞癌
1.2　小叶原位癌	富于糖原透明细胞癌
1.3　浸润性导管癌（非特殊类型）	皮脂腺癌
1.4　浸润性小叶癌	炎症型癌
1.5　其他特殊类型癌	微小浸润癌
小管癌	2. 常见上皮良性病变
筛状癌	2.1　导管内乳头状瘤
伴髓样特征的癌	2.2　腺病及亚型
黏液癌	2.3　放射性瘢痕 / 复杂硬化性病变
伴神经内分泌特征的癌	2.4　腺瘤
浸润性乳头状癌	3. 其他组织来源肿瘤
浸润性微乳头状癌	间叶性肿瘤
顶泌汗腺癌	纤维上皮性肿瘤（纤维腺瘤、叶状肿瘤）
化生性癌	乳头部肿瘤
富于脂质癌	恶性淋巴瘤
分泌型癌	转移性肿瘤
嗜酸性癌	男性乳腺肿瘤

3. 其他恶性肿瘤　以 WHO 2012 年发布的《乳腺肿瘤组织学分类》（第4版）进行分类。

组织学类型与患者的预后有密切联系，其中预后好的乳腺癌有小管癌、浸润性筛状癌、黏液癌及腺样囊性癌；预后差的癌有浸润性微乳头状癌、富于糖原透明细胞癌及炎症型癌。

（四）组织学分级

乳腺浸润性癌（非特殊类型）要根据组织学特点，包括癌组织中腺管成分所占比例、瘤细胞核的异形程度以及瘤细胞核分裂象数量，进行分级，根据三者的评分之和，判断组织学分级（表7-2）。

表 7-2 乳腺癌组织学分级

形态特征	评分
腺管和腺体的比例	
占肿瘤的多数（>75%）	1
占肿瘤组织部分（10%~75%）	2
占肿瘤组织少部分（<10%）	3
瘤细胞异形程度	
轻度异形	1
中度异形	2
重度异形	3
核分裂数（视野直径为 0.40mm）	
0~4/10HPF	1
5~9/10HPF	2
≥ 10/10HPF	3
总分	9

注:3~5 分为Ⅰ级,高分化;6~7 分为Ⅱ级,中分化;8~9 分为Ⅲ级,低分化(图 7-19)

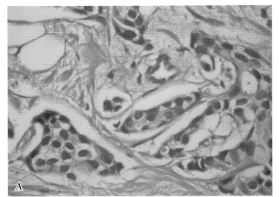
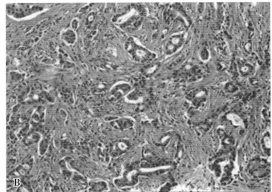
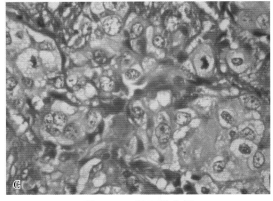

图 7-19 组织学分级
A. Ⅰ级;B. Ⅱ级;C. Ⅲ级

（五）肿瘤大小

病理报告不仅要描述送检组织的大小，还要描述乳腺肿瘤大小，一般用长（mm）× 宽（mm）× 高（mm）计算，根据肿瘤大小判断肿瘤分期。当很难确定肿瘤大小时，要结合影像学检查结果；当影像学测量的大小与组织学测量有差别时，以组织学结果为标准，但要求取材医师取到最大切面。

（六）脉管浸润

恶性肿瘤脉管侵犯是肿瘤转移的前提，是肿瘤独立的预后因素。因为组织学观察很难区别血管与淋巴管，所以总称为脉管侵犯。判断脉管侵犯一定要观察到肿瘤细胞团侵犯脉管，最好能观察到脉管内癌栓，或观察到肿瘤细胞巢与内皮细胞相连。有时由于制片因素导致肿瘤细胞巢周围有裂隙或人为假象，很难与脉管侵犯鉴别，此时可以应用免疫组织化学CD31 或 D2~D40 进行标记。

（七）淋巴结转移情况

淋巴结转移情况是确定肿瘤分期、判断肿瘤预后的重要因素。对腋窝淋巴结尽量分组报告，报告内容应包括以下几方面：①淋巴结数目：所有送检的淋巴结均需要检查，观察数目多少，腋窝淋巴结常有 10~60 个；②出现转移的淋巴结数目；③淋巴结转移灶大小，有无淋巴结的相互融合。

（八）边缘侵犯

手术切缘是否有肿瘤的残留是判断手术有无足够的切除范围，也是判断肿瘤是否会复发的确切因素。特别是对于保乳手术的标本，不仅要报告手术切缘有无病灶，还要观察肿瘤与切缘间的距离。目前普遍认为 >2mm 的距离是安全范围。

（九）激素表达状况

激素（包括雌激素与孕激素）的表达状况是判断乳腺癌能否进行内分泌治疗的依据，也是乳腺癌预后相关的因素之一。激素受体是细胞核表达，其表达状况评判标准是细胞阳性的比例，一般 <1% 可认为是阴性。

HER2 表达对乳腺癌的治疗和判断预后非常有意义，是乳腺癌靶向治疗的靶点。判断标准是观察瘤细胞膜染色情况：无细胞膜染色或 ≤ 10% 的癌细胞有不完整的、弱的膜染色为阴性（0）;>10% 的癌细胞有不完整的、弱的膜染色为（1+）;>10% 的癌细胞有弱至中等完整的膜染色或 ≤ 10% 的癌细胞有完整的强的膜染色（2+）;>10% 的癌细胞有完整的、强的膜染色为（3+）。HER2（2+）的病例要进行荧光原位杂交（fluorescence *in situ* hybridization，FISH）实验，观察细胞核内 *HER2/neu* 基因的荧光信号，判断有无 HER2 基因的过表达。

附：乳腺癌术后病理诊断报告规范

×××医院病理诊断报告书

一、一般项目

1. 病理号 / 检索号。

2. 患者姓名、出生年月 / 年龄、性别、床位号、住院号。

3. 手术日期、病理取材日期。

二、手术标本名称

1. 左 / 右侧。

2. 手术或标本名称　例如，改良根治术 / 乳腺局部广切加腋窝淋巴结清扫术（保乳手术）。

三、病理形态学诊断

1. 乳腺原发灶

（1）组织病理学类型：推荐采用世界卫生组织（WHO）2012 年发布的《乳腺肿瘤组织学分类》（第 4 版）。

（2）组织学分级：根据是否有腺管形成、细胞核的形态以及核分裂象 3 项指标进行分级。可采用 WHO 分级标准或我国常见恶性肿瘤诊治规范的分级标准。

（3）肿瘤原发灶大体标本的大小：若肿瘤大于 1cm，一般以厘米为单位，病灶最大径数值写在最前；多个病灶时应记录每个病灶的大小。若肿瘤小于 1cm，可采用毫米为单位。若肿瘤病理类型为原位癌伴灶性或微小浸润，以获得显微镜下的测量结果为最理想。

（4）肿瘤累及的范围以及手术切缘，包括乳头 / 乳晕、皮肤、基底切缘、保乳切缘以及脉管神经。

2. 区域淋巴结

（1）腋窝淋巴结检出总数应 ≥ 10 个，以分数形式表示腋窝淋巴结转移数和检出数，例如 "3/14" 代表检查了 14 个腋窝淋巴结中有 3 个转移。

（2）其他：

1）根治术、扩大根治术标本，应报告各群腋窝淋巴结及内乳淋巴结检出总数和转移数。

2）前哨淋巴结活检标本若采用连续切片检查，应报告转移灶的大小（是否为微转移）。

四、免疫组织化学检测

1. 常规应检测乳腺原发灶的雌激素受体（ER）、孕激素受体（PgR），检测结果的描述推荐采用定量法，例如 "10%+"。

2. 建议检测乳腺原发灶的 HER2 指标（对检测结果的描述推荐采用半定量法，例如 "1+~3+" "0"。

3. 也可进行其他对预后和治疗有指导意义的免疫组织化学检查，如 Ki67 等。对 Ki67 结果的描述推荐采用定量法，例如 "Ki67 index ≈ 10%"。

4. ER、PR、HER2 和 Ki67 是乳腺癌分子分型的重要指标。

五、其他病理检测

推荐有条件的单位进行 HER2 的 FISH（荧光原位杂交）或 CISH（色素原位杂交）检测。

病理科医师签名：　　　　　　　　报告日期：

（连臻强　郜红艺　王　颀）

第八章

乳腺高危病变及乳腺常见良性疾病

第一节 乳腺高危病变

乳腺高危病变是指与乳腺癌发生不同程度危险性增加相关的一组临床、病理学和生物学上的异质性疾病。乳腺高危病变的诊断大部分来自于穿刺活检,但首诊后存在一定的病变升级率。临床上乳腺高危病变包括:不典型增生、平坦上皮非典型性增生、小叶原位癌、硬化性腺病、放射状瘢痕、导管内乳头状瘤等。这些疾病可不同程度地增加乳腺癌的发生风险,有些甚至是乳腺癌的直接前驱病变(如不典型增生、小叶原位癌)。这些高危病变的诊断、处理、预后评估原则并不完全相同。尽管乳腺高危病变尚未达到癌的恶性程度,但其可增加乳腺癌发病的风险,因此一直以来都是临床关注的热点。

一、乳腺不典型增生

乳腺不典型增生是一种病理诊断,并不是一个独立的临床乳腺疾病,常在乳腺病变活检时获得诊断。传统意义的乳腺不典型增生主要包括非典型导管增生(atypical ductal hyperplasia,ADH)和非典型小叶增生(atypical lobular hyperplasia,ALH)。

ADH 的组织病理学特点:病变位于终末导管小叶单位(terminal duct lobular unit,TDLU)内,最明显的特征是均匀分布的单形性细胞增生;通常细胞核呈卵圆形至圆形;细胞排列呈筛状、微乳头状、簇状、茎状、拱形、桥状,或为实体状的组织构成。ADH 与低级别导管原位癌(ductal carcinoma *in situ*,DCIS)组织学改变几乎相同,往往仅能根据病变累及的范围区分。低级别 DCIS 最为常用的量化标准是至少有两个导管完全受累或受累区域直径 ≥ 2mm。因此,ADH 显微镜下受累直径 < 2mm。ALH 和小叶原位癌(lobular carcinoma *in situ*,LCIS)同属于小叶内瘤变,是指小叶增生的不同阶段。细胞学特点以非黏附性的小细胞增生为特点,伴或不伴有终末导管的佩吉特病(Paget's disease)样受累。世界卫生组织(WHO)2012 年发布的《乳腺肿瘤组织学分类》(第 4 版)按照病变累及小叶单位的腺泡数量

对其进行区分,当病变累及小叶单位的腺泡数量 <50% 者为 ALH;当受累腺泡数量 ≥ 50% 者为 LCIS。

(一)临床表现

乳腺不典型增生没有特征性临床表现,其临床表现常常为原发疾病的表现,如乳腺癌、囊性增生病、导管内乳头状瘤和纤维腺瘤等。临床上可以表现为腺体局限性增厚、肿块或病理性乳头溢液等。更多的患者无任何临床症状,仅在体检或活检中发现。近年来,随着乳腺筛查的开展,特别是对乳腺超声和乳腺 X 线检查发现的微小病灶或钙化灶进行活检,大大增加了不典型增生的检出率。

(二)诊断与鉴别诊断

乳腺不典型增生主要通过 CNB 和手术活检诊断。CNB 每次可获得 3~4 个有效组织标本供病理诊断用。但 CNB 也存在低估可能,尤其是当病理检查结果为不典型增生时,最终手术活检病理结果有可能为原位癌,甚至是浸润性癌。文献报道 CNB 诊断为 ALH 的病理低估率为 9%,而 ADH 的病理低估率可达 23%。所以当出现以下情况时需再次活检:

(1)影像检查结果可疑恶性,与病理检查结果不符。

(2)病理检查结果为不典型增生或出现坏死。

(3)病理检查结果为分叶肿瘤、小叶原位癌、导管内乳头状瘤。

乳腺不典型增生需与下列疾病进行病理学鉴别:①乳腺导管上皮高度增生;②低级别的导管原位癌;③小叶原位癌。对于部分疑难病例,病理组织学鉴别也有一定的难度,需要结合免疫组化等分子生物学检测进行鉴别。

(三)癌变风险

文献报道,ADH 发生乳腺癌的相对风险达 3.1~4.7 倍;ALH 发生乳腺癌的相对风险达 3.1~5.9 倍。有研究显示,在对不典型增生随访 25 年的过程中,发生乳腺癌的比例高达 30%。另外,不典型增生发生乳腺癌的风险与病灶的数量密切相关。

(四)治疗与预防

乳腺不典型增生的治疗策略包括活检手术后对高危风险人群密切随访。部分临床指南建议可适当采用三苯氧胺或托瑞米芬、芳香化酶抑制剂等进行化学预防。

二、乳腺平坦型上皮不典型性增生

乳腺平坦型上皮不典型性增生(flat epithelial atypia,FEA)是 2003 年版 WHO《乳腺肿瘤组织学分类》分类首次提出的病变。2012 年《乳腺肿瘤组织学分类》(第 4 版)将 FEA 定义为柱状细胞病变的一种类型。柱状细胞病变包括柱状细胞改变和增生以及 FEA。柱状细胞改变和增生是发生在终末导管小叶单位的病变,其特征是被覆柱状上皮细胞的腺泡增大并伴不同程度的扩张。FEA 组织病理学特点是在柱状细胞改变和增生的基础上,柱状细胞出现细胞学的轻度不典型性,特征为小叶导管或腺泡上皮被单层或多层与 ADH 和低级别

DCIS 细胞学上相似的细胞增生替代。FEA 常伴有 DCIS 和不典型导管增生等,应引起病理医师和临床医师的足够重视。

FEA 的诊断在临床上并不常见,文献报道约占乳腺活检病例的 1.3%。单纯 FEA 的患者一般没有临床症状,其临床症状往往是其所伴随的腺纤维瘤、乳腺癌等导致的临床表现。单纯 FEA 临床触诊不能扪及肿物,这是因为 FEA 是一种导管内增生性病变,不像浸润性导管癌那样会破坏乳腺小叶结构或引起间质反应。在影像学检查方面,FEA 在乳腺 X 线照片中多表现为无定型的微小钙化灶,在超声检查中多表现为伴微小分叶的不规则肿物回声。

FEA 在组织病理学、免疫表型、分子遗传学等方面与 ADH、低级别 DCIS、ALH、LCIS 等相似,表明其为这些病变的前驱病变。目前对 FEA 的病程认识还不足,FEA 发生乳腺癌的相对风险为 1~2 倍,低于其他不典型增生。

FEA 在病理形态和免疫表型方面都具有潜在的恶性转化倾向,通过粗针吸活检发现的 FEA 患者大约 1/3 在随后的切除中显示为进展性疾病。一项包含 32 个临床研究的荟萃分析结果显示,CNB 诊断为 FEA 而术后诊断为癌的病理低估率为 11.1%。提示这样的患者应该常规做病变切除。切除的活检标本中发现有 FEA 提示应该在蜡块的其他切面或制作蜡块后剩余的组织中仔细寻找不典型导管增生或导管原位癌。

三、乳腺小叶原位癌

小叶原位癌(lobular carcinoma *in situ*,LCIS)和 ALH 同属于小叶内瘤变,属于癌的前驱病变。LCIS 是发生在终末导管小叶单位的上皮异形增生,以松散黏附的小细胞增生,腺泡实性、膨胀性生长为特点。病变累及小叶单位的腺泡数量 <50% 者为非典型小叶增生;受累腺泡数量 ≥ 50% 者为小叶原位癌。LCIS 包括多形性型、旺炽型、透明型、肌样细胞型等多种亚型。其中较为重要的是多形性亚型。多形性 LCIS 中的肿瘤细胞黏附性差,细胞核显著增大,有明显的多形性,可有显著的核仁和核分裂象,有时可见粉刺样坏死或钙化,需与高级别 DCIS 相鉴别。

LCIS 在临床上常无表现,常因乳腺肿块、乳头溢液、钙化点等原因穿刺活检发现。80% 的 LCIS 见于 50~59 岁绝经期妇女,85% 为多中心病变,约 1/3 患者为双侧乳腺发病。LCIS 是癌前病变,是发展为浸润性乳腺癌的高危因素。一些研究发现,在诊断为 ALH 和 LCIS 的妇女中,终生发生癌变的概率为 5%~32%,平均癌变率为 8%。LCIS 癌变发生于双侧乳房的机会均等,而不仅仅局限于原发 LCIS 部位。LCIS 中浸润性乳腺癌的发生率是普通人群的 8~10 倍,浸润癌既可为小叶癌,也可为导管癌。一项研究结果显示,4853 例 LCIS 发生浸润性癌 350 例,其中仅 26% 为浸润性小叶癌或小叶与导管混合癌,而其他大部分为浸润性导管癌。

目前 LCIS 的治疗是病灶切除。空芯针穿刺活检发现 LCIS 后需行病灶切除活检,其主要目的是为了最大限度地降低 DCIS 和浸润性癌的共存风险。LCIS 患者病灶切除后,如果没有合并其他癌变,可以考虑随访观察。此外,放射治疗是不被推荐的,也没有数据支持对多形性型 LCIS 进行放射治疗。另外可服用三苯氧胺或芳香化酶抑制剂预防乳腺癌的发生。对行预防性双乳切除术存在争议。根据《中国抗癌协会乳腺癌诊治指南与规范(2019年版)》,对于具有乳腺癌高危因素的女性来说,预防性双乳切除术可降低 90%~95% 的乳癌发病风险。LCIS 作为乳腺癌的一项高危因素,可以结合患者的其他风险因素(如家族史、有 *BRCA* 基因突变等)决定是否行预防性双乳切除。但此种手术在国内目前必须经过伦理委员会批准。

四、硬化性腺病

乳腺硬化性腺病(sclerosing adenosis,SA)是一种良性增生性疾病,是腺病的最常见形式,是以小叶为中心的腺体和小管增生伴间质增生为特征的终末导管小叶单位病变。间质增生可导致不同程度的腺体受压变形和扭曲。

SA 由密集增生的腺泡组成,其周围纤维化,导致腺体扭曲,挤压变形,但几乎总是可以保留器官样或小叶结构,具有完整的管腔上皮和周围肌上皮细胞及外被基底膜,腺泡可被拉长,局部呈平行排列。SA 的病理特点为以小叶为中心,腺泡、肌上皮及结缔组织增生,排列紊乱。增生的纤维结缔组织挤压小叶变形与改建,形成假浸润的表现和神经周围侵及,需要与浸润性癌(尤其硬癌)和管状腺癌相鉴别。细针穿刺活检用以诊断 SA 会因抽样误差导致诊断错误。术中冷冻切片清晰度差,易误诊,所以最终需石蜡切片和免疫组化、SMA(+)、Actin(+)来确诊。

临床上,SA 多无明显症状,但 SA 患者也可因形成无痛性肿块而就诊。肿块边界常欠清楚,质地较硬,容易误诊为乳腺癌。在超声上,乳腺癌往往边界不整,呈锯齿状或蟹足状;肿物内部及后方可观察到回声衰减;CDFI 血流信号较丰富,多可探及高阻动脉血流信号,而后者较少。在钼靶 X 线上,乳腺癌多表现为分叶状、不规则形或毛刺样肿块,可有皮肤增厚、乳头内陷、淋巴结转移等合并征象,而后者少见。但表现为微钙化或局灶性结构扭曲时两者鉴别困难,需结合临床表现与多种影像学检查鉴别,而且最终确诊仍需病理诊断。

SA 虽归为良性增生性疾病,但与乳腺癌有一定关系。Jensen 等对一组 SA 患者长期随访显示,该类患者发生乳腺癌的风险是正常人的 1.5~2 倍。Yoshida 等发现,乳腺导管原位癌合并 SA 者,其对侧乳腺癌发病率远高于不合并者。Visscher 等对 13 434 例乳腺活检为良性病变的患者进行了长期随访,发现 SA 患者后期发生乳腺癌的风险高于非 SA 患者(2.10 *vs*.1.52)。所以,活检结果中 SA 的出现,有助于提示该患者后期乳腺癌发病的可能。

五、放射状瘢痕

乳腺放射状瘢痕(radial scar,RS)是一种少见而复杂的乳腺组织增生性良性病变。其间质增生纤维化、硬化,挤压增生的终末导管小叶单位,使之变形和结构破坏,影像学和低倍镜下呈放射状改变,组织学病变的中央为纤维瘢痕区。RS 有不同的名称,包括复杂硬化性病变、硬化性乳头状病变、放射状硬化病、硬化弹性瘢痕、星状瘢痕、良性硬化性导管增生等。目前一般把小的病灶(<1cm)称为 RS,而较大病灶(≥ 1cm)称为复杂性硬化性病变。

乳腺放射状瘢痕的病因目前并不清楚,与外伤无明显相关。因外伤、炎症、活检和手术而导致的局部乳腺内瘢痕,其临床、病理和 X 线表现均与放射状瘢痕完全不同。

RS 彩色超声检查的影像表现:主要的声像图表现为局部组织结构紊乱,于病灶边缘可见非特异性的点状血流,病灶的中心区域可以没有明确的低回声结节或肿块。RS 的典型 X

线表现主要为局部乳腺组织的结构紊乱和具有典型星芒状的结构，星芒状病灶边缘模糊，其毛刺影相对癌肿较为粗长、分布较为紊乱。病灶的密度相对于癌肿要低。星状病灶的中心没有结节和肿块，可见所谓的"黑心"，不同于乳腺癌的"白心"，即乳腺癌病灶的中心有肿块可见。MRI 检查的表现：平扫 T_1 加权序列腺体实质信号强度一致的星状病灶，T_2 加权序列无特异性表现。增强扫描检查，T_1 加权序列，由于放射状瘢痕对对比剂的摄取由少量至中等，因此信号曲线表现为初始期中度增强，伴有初始期后的平台期。

RS 的肉眼和镜下改变易与乳腺癌相混淆，其结构特征、细胞无异形、导管周围基底膜完整、致密的玻璃样变间质和间质中缺乏反应性成纤维细胞增生，免疫组化 SMA 标记肌上皮存在等特征有助于与乳腺癌鉴别。对于鉴别诊断困难的患者，必须行免疫组化检查，而且建议其术后定期随访，毕竟 RS 是一种复杂的增殖性和组织结构不良性疾病，认为是癌前病变，有可能会演变为乳腺癌，尽管目前对其与乳腺癌的相互关系还缺乏明确的认识。

本病癌症相对的风险与伴有的导管上皮增生的不同方式有关联，在较大病变中，常因不同方式的上皮增生病灶扩大，其风险也随之略增，继发癌变风险也增加，特别是在病灶 >0.6cm 和 50 岁以上的妇女。一项包含 20 个临床研究的荟萃分析结果显示，穿刺活检诊断为 RS 伴不典型增生，随后的开放手术活检诊断为癌比例达 26%，而不伴有不典型增生的 RS，随后的开放手术活检诊断为癌比例则为 7.5%。

六、乳腺导管内乳头状瘤

乳腺导管内乳头状瘤发生于乳腺导管上皮，文献报道发病率为 0.7%~4.0%。本病可发生在 20~60 岁，其中以 35~50 岁最多见，约占 70%。世界卫生组织（WHO）2012 年发布的《乳腺肿瘤组织学分类》（第 4 版）中将乳腺导管内乳头状瘤归属于乳头状病变。乳腺导管内乳头状瘤的病因尚未完全明确，可分为中央型或称孤立型乳头状瘤（central/solitary papilloma）和外周型或多发性导管内乳头状瘤（peripheral/multiple papillomas）。在乳管壶腹附近的 1、2 级乳管内发生的乳头状瘤被称为中央型，也称作大导管内乳头状瘤，通常认为不增加乳腺癌的风险。终末导管小叶单位内发生的导管内乳头状瘤被称为外周型，有数据显示其中有 5%~12% 的患者会发生癌变。

乳头溢液和乳腺肿块是乳腺导管内乳头状瘤的主要临床表现，溢液性质可以表现为血性、褐色、淡黄色或者无色多种，多数患者无明显感觉，少数患者出现炎症表现。由于乳腺导管内乳头状瘤的体积较小，在查体中往往不能触及肿块，只有少数患者能够在乳晕附近触及肿块，通常质地较软，轻压后会有溢液出现。由于乳管内乳头状瘤体积较小，密度低，故乳腺 X 线平片很难发现。当瘤体较大时，表现为导管扩张条索状阴影，或局部圆形致密影，边缘完整锐利，偶尔可见钙化。

乳腺导管造影对乳管内的乳头状瘤具有较高的诊断及定位价值表现为单发或多发的局限性圆形或椭圆形充盈缺损。可见远端导管扩张或梗阻现象，在主导管梗阻处可见杯口状肿块影，管壁光滑，无浸润现象乳腺超声可见扩张的导管及其内的液性暗区，有时可见导管内的乳头状瘤及充盈缺损。

乳管镜检查是目前乳头溢液患者病因诊断的最有效检查方法，它能沿着乳管的走行插至末梢乳管，清晰地观察从乳管开口至远端 5~6cm 乳管腔内的微小病变。乳管镜直视下有特征性的图像,加上有 10 倍左右的图像放大作用、较好的定位性,诊断率高达 81%~95%。并且在乳管镜检查的同时,可行乳管内活检、冲洗细胞检查等,进一步提高诊断率,为选择治疗提供依据。

导管内乳头状瘤有一定的恶变率。临床凡确诊为本病者,均应采取手术治疗,这是其治疗原则。如果手术切除不彻底,将存在较大的复发率和一定的恶变概率。凡发现乳头有血性溢液者,应先明确出血导管的部位与性质,再根据具体情况确定手术方案。

1. 肿块切除　接受这种手术方式的患者一般均可触及肿块或超声可以明确定位,常在局部麻醉下完成手术。手术的范围仅切除肿块及其周围几毫米的组织。对于孤立的中央型导管内乳头状瘤,这种手术方式可以达到治愈的目的。

2. 乳腺导管区域切除术　周围性导管内乳头状瘤起源于终末导管小叶单位,病变多局限于一个或几个腺叶内,只有完整地切除病变所在腺叶才可彻底治愈疾病。因此,这种手术方式最适合导管内乳头状瘤的治疗。手术切口可以选择乳晕切口,也可选择放射状切口。

3. 单纯乳房切除术　对于多发的导管内乳头状瘤,由于散发于腺体各处,仅切除肿瘤或某个象限,不能达到治愈的目的,对于此类患者,可以采用单纯乳房切除术。手术可采用厚皮瓣,无需切除胸肌筋膜,注意保护营养和支配胸肌的血管和神经。对于病变范围广泛,又有美观要求的患者,可以选择皮下腺体切除术后乳房重建术。

第二节　导管原位癌

导管原位癌(ductal carcinoma *in situ*,DCIS)是最为常见的非浸润癌,也称导管内癌,平均发病年龄 50~59 岁,常为单侧性,有 22% 单侧 DCIS 妇女可发展为对侧原位癌或浸润癌。如果在镜下观察到坏死癌细胞则称为粉刺型 DCIS,比非粉刺型 DCIS 恶性度高。

病理特征:DCIS 的肿瘤细胞仅限于乳腺导管小叶系统,不超出基底膜,无间质浸润。癌细胞排列呈实性、筛状、乳头状、微乳头状等,≥ 2 个导管完全受累或范围 >0.2cm。依据核异性程度,结合管内坏死、核分裂、钙化等情况可分为高级别、中级别和低级别 DCIS 三级。

研究表明,并非所有的 DCIS 都进展为浸润性癌,如果 DCIS 不予治疗 30 年随访后有 10%~50% 会发展为浸润性癌。目前对 DCIS 的自然病程知之甚少,对 DCIS 自然病程的研究主要目的是分辨出哪种类型的病灶终将会发展为浸润性癌,以及这种浸润过程会在何时发生。目前 DCIS 的分型方法是基于核分级(高、中、低)、细胞极性(结构分化)及是否出现坏死,将其分为高级别、中级别和低级别 DCIS,一定程度上体现 DCIS 的临床转归。尽管 DCIS 属高危病变,但临床按癌症处理,所以本章节单独描述。

一、流行病学特点

随着基于 X 线检查(MG)的乳腺癌筛查广泛开展,DCIS 发生率逐年上升。美国 DCIS 发生率从 1973—1975 年的 1.87/10 万上升至 2004 年的 32.5/10 万,2005 年美国 DCIS 已占乳腺癌新发病例的 20%~30%。由于我国缺乏基础数据收集系统和尚未普及基于 MG 的乳腺癌筛查,DCIS 的发病率尚不清楚。

DCIS 的高危因素与乳腺浸润癌相同,如家族史、乳腺活检史、非足月怀孕史、妊娠及绝经年龄偏高、检查史,乳腺密度高、肥胖、激素替代疗法(HRT)。因为 DCIS 发展为浸润性癌的危险性高达正常人的 8~10 倍,所以提高 DCIS 的检出率是乳腺癌二级预防的关键,可以降低乳腺癌的死亡率和提高生存率。

二、临 床 表 现

DCIS 一般表现为可触及的乳房肿块,或不随月经周期变化的乳腺局限性腺体增厚;在 MG 广泛用于临床和筛查以来,不少是经 MG 发现簇状微小钙化而诊断。又因其病变位于导管内,部分病例会出现血性乳头溢液,有些患者则表现为佩吉特病(Paget's disease)。36% 的亚洲妇女 DCIS 无症状,64% 有症状,其中半数以上表现为肿块,中位直径 13mm,这与欧美国家妇女主要通过 MG 筛查发现钙化灶而诊断 DCIS 不尽相同。

三、辅 助 检 查

(一)乳腺 X 线检查

DCIS 在乳腺 X 线片 62%~75% 表现为微小钙化灶,12%~14% 表现为含有钙化灶的致密影,10%~23% 可表现为单纯肿块或不对称致密影,但仍有 6%~16% 的 DCIS 并无任何异常 X 线征象。DCIS 的钙化呈丛状分布,形态如细沙样、针尖样或短棒样。美国对 40 岁以上的妇女进行乳腺癌筛查的结果显示,乳腺 X 线片对 DCIS 诊断的敏感率达 86%。目前,乳腺 X 线检查仍是发现 DCIS 的主要手段。

(二)乳管镜检查

乳管镜是发现血性乳头溢液原因的主要方法之一。血性乳头溢液中,9% 是由 DCIS 引起,而 52% 的 DCIS 表现为血性乳头溢液,以血性溢液为表现的 DCIS,50% 在 MG 上无特征性表现。DCIS 在 FDS 下表现为多发性隆起性病变伴周围点状出血,管壁粗糙,或病变多色彩,也可表现为末梢乳管出血。

(三)乳腺超声检查

DCIS 的超声声像图表现为位于导管内的不规则肿块,管状低回声信号。一般而言,超声检查在显示致密腺体内的病灶和病灶内外血运情况方面比 MG 更具优势,但在显示微小钙化灶方面,则 MG 明显为优。而 DCIS 在影像检查中,又恰恰多因微小钙化而被发现。因此,在目前各种对 DCIS 的影像检查方法中,仍以 MG 最具诊断价值。对致密型腺体或年轻患者,结合应用超声检查或 MRI,可提高检出率或诊断准确性。

(四)乳腺磁共振检查

MRI 因其独特的成像机制,不仅可以对乳腺分层分析,同时还具有较强的空间分辨率和时间分辨率,比其他方法能更清晰地显示肿瘤大小、边界和浸润程度,并对多中心和多病灶病变的敏感性较高,腺体致密与否对 MRI 也无影响。因此,常用于指导活检时确定病灶部位和在保乳手术前检查有无多灶或多中心癌灶及其范围。MRI 敏感性较高,但特异性相对较低,不可避免临床的过度诊断,增加不必要的活检和患者的焦虑情绪。

四、诊　断

DCIS 的确诊依靠组织学活检,可扪及肿块者采用 CNB 或手术活检,不可扪及病灶者则需在影像学引导下定位穿刺活检。目前常用立体定位穿刺活检系统,可在 MG 或超声引导下进行立体定位穿刺,切除活检钙化灶或不可扪及肿块等病变,定位准确,获取的组织量较多,诊断准确率高,减少病理诊断低估的发生。

五、治疗与转归

(一) 外科治疗

当前导管原位癌的手术治疗方式主要为全乳切除和保留乳房的局部扩大切除术(以下简称保乳术)。随着检测方法的不断更新,患者对生活质量的要求提高,保乳手术的比例不断上升。在肿瘤偏大、多灶、多中心或者切除肿块后不能保持乳房的美观等情况下,医师多选取全乳切除术。研究显示两者的总生存率并无显著差异。

全乳切除术可用于所有 DCIS 患者,尤其是对于乳腺存在 2 个或更多的原发病灶、恶性钙化点广泛、术中切缘反复阳性、活检后残余恶性钙化灶等复发可能性大的患者。DCIS 的组织学分型与肿瘤大小都不是做全乳切除的绝对指征。

保乳术适用于病变局限且不超过 5cm,不伴有多中心或广泛恶性钙化点的 DCIS 患者。研究显示保乳术后进行放疗的患者阴性切缘为 2mm,局部复发率相对低。保乳术后放疗可以减少 53% 的同侧局部复发危险,但对死亡率和对侧乳腺癌风险无影响。对低级别和肿瘤体积小的 DCIS 患者,特别是老年患者,因其局部复发风险低,经评估后可以考虑不加放疗。

理论上单纯 DCIS 并不会发生淋巴结转移,97%~99% 不做腋窝手术的 DCIS 患者会获得长期生存,原则上 DCIS 患者不常规行腋淋巴结清扫及前哨淋巴结活检。但有文献报道 DCIS 的前哨淋巴结转移率为 5%,认为 DCIS 患者应当做前哨淋巴结活检,不至于遗漏有淋巴结转移的患者。

(二) 辅助治疗

推荐 ER 阳性的 DCIS 患者术后行内分泌治疗以降低乳腺癌的复发风险。可选药物包括他莫昔芬(tamoxifen,TAM)或芳香化酶抑制剂,化疗和靶向治疗目前未证明有明确获益。

(三) 预后

DCIS 患者总体预后较好,10 年生存率可达 98% 以上,而 10 年局部复发率为 10%。DCIS 的远处转移率为 1%,但对总生存率无影响。DCIS 诊断后乳腺癌相关死亡率 < 2%。因此,通常用局部复发的风险来评价 DCIS 的预后,既往回顾性临床研究结果显示,患者年

龄小、出现血性乳头溢液、手术切缘阳性、病灶广泛、核分级高、出现肿块时及粉刺型 DCIS 容易复发。

第三节　常见乳腺良性疾病

一、乳痛症和乳腺囊性增生病

乳痛症（乳房疼痛）是乳腺疾病常见的症状，既往也称为乳腺增生症（mammary hyperplasia）。其本质是腺体的增生过度或复旧不全。近年来国外文献中已不见"乳腺增生症"这一病名，而将其统称为乳痛症（mastalgia）。据报道，到乳腺专科就诊的患者中有 50% 主诉乳房疼痛。多年的临床研究表明，乳痛、乳腺肿块与乳腺组织本身潜在的病理学进程并不一致，而且引起乳痛的原因很多，在临床上很难区分不同原因引起的乳痛。所以，目前乳痛症泛指以一侧或双侧乳腺组织疼痛为表现，其发病机制不同，治疗效果各异的一组疾病。

乳痛症的病因尚未完全明了，目前多数学者认为其发病可能与以下几种因素有关：①性激素异常，即雌激素水平升高，孕激素水平下降或雌孕激素比例失衡，导致乳腺腺体过度增生或复旧不全，组织结构发生紊乱，从而发生纤维化，引发乳痛。②乳腺组织对性激素敏感性增高。乳痛可能是患者乳腺组织对正常激素高敏感性所致的异常反应。③另外，不合理的孕哺史造成乳房复旧不全，口服避孕药，滥用丰乳药等外源性激素，以及现代人生活、工作压力大，饮食、起居不合理等，均可能导致内分泌失衡。

（一）临床表现

乳痛症通常表现为乳房疼痛，可伴有腺体的团块状或局限性增厚。根据乳痛发作和月经周期的关系，乳痛症可以分为两类，2/3 患者属于周期性乳痛（cyclical mastalgia），1/3 患者属于非周期性乳痛（non-cyclical mastalgia）。对乳痛症患者的合理分类，能帮助医师更好地预测病情发展，选择适当药物，估计治疗效果。

1. 周期性乳房疼痛　周期性乳房疼痛是乳痛症最常见的类型，约占乳痛症患者的 93%，是与月经周期相关的乳房疼痛。很多妇女在月经前 2~3 天都会经历乳房触痛或胀痛，并且乳房内可触及小的结节，月经后即消失，这其实是一种正常现象。

真正的周期性乳房疼痛应是指每一周期乳房重度疼痛的时间超过 1 周。由于乳房疼痛是患者的主观感受，因此对疼痛程度的评估只能以生活方式的被迫改变作为标准，如失眠、影响工作、性行为中断等。这一类型的患者往往有不同程度的位于外上象限的乳房结节，与其疼痛一样呈周期性。患者常用"胀"和"触痛"来描述自己的症状。周期性乳房疼痛的特点包括：①病史较长；②多发生在月经前；③常为双侧疼痛；④可放射至腋下及上臂；⑤外上象限触痛和有结节。乳腺 X 线检查无助于周期性乳房疼痛的诊断，因为没有与之相关的特异性 X 线表现。

2. 非周期性乳房疼痛　非周期性乳房疼痛是另一大类型，约占 27%，它与月经周期没有明显的关系。与周期性乳房疼痛不同，真正的非周期性乳房疼痛既可在绝经前妇女中发生,也可发生于绝经后妇女,但其平均年龄相似,均为 34 岁。患者常用"烧灼、下坠或刺痛"来描述症状。非周期性乳房疼痛的特点是:①在乳房内定位较好;②更多发生在乳晕后或外上象限;③双侧疼痛不常见;④乳房结节较少见。这一型中又有一个特殊类型的乳房疼痛,称为"扳机点",其特点是当触摸疼痛部位时会触发患者的疼痛。乳腺 X 线检查对这一类乳痛有一定的诊断价值,因为会有一些相关的 X 线表现,如粗大的钙化、导管扩张等。

(二)临床诊断

病程从数周、数月到几年不等,大多数患者表现为周期性乳房疼痛,以经前期明显,经后症状或减轻或消失。临床诊断包括完整的病史采集、体格检查、影像学检查以及必要时的病理学检查。影像学检查建议首选彩色超声检查,超声检查对致密腺体中的结节和囊、实性肿物的分辨率远优于乳腺 X 线检查。对年龄较大且腺体并不丰富者宜首选乳腺 X 线检查,必要时可行两者联合检查。

乳痛患者多因担心自己是否患乳腺癌或症状无法耐受而就诊。首先需详细询问病史,包括:乳痛的部位性质、持续时间、与月经周期的关系、激素使用史(避孕药、激素替代疗法)、患者本人和亲属的乳腺疾病史。在体检中,需进行仔细的视诊和触诊。绝经后的单侧局限性的非周期性乳痛患者更应警惕排除乳腺癌。针对体检和影像学检查发现的乳腺肿块、局限性腺体增厚,彩色超声检查发现的可疑结节,X 线检查发现的微钙化,均须进行病理组织学检查(空芯针穿刺活检或手术活检)进行明确诊断。

在诊断时,必须考虑到可能引起乳痛的非乳腺疾病,如来源于胸部深部组织的骨骼、肌肉痛,及心、肺、胆囊、脊神经等疾病引起的牵涉痛等,应该加以鉴别排除。

(三)治疗

迄今为止,对乳痛症的治疗仍没有一种特别有效的方法。个体化的心理及药物干预,结合必要的活检及适当的手术切除是乳痛症的有效治疗模式。治疗时应针对不同的临床表现及病理学类型予以分别对待。对于伴随轻至中度疼痛者以心理疏导及改变生活习惯为主,对于持续性存在的严重乳腺疼痛患者,可予药物治疗。但须注意,药物治疗不能有效缓解乳腺增生症的病理学改变,不能起到根治作用。

1. 心理治疗 对任何一类型的乳房疼痛,心理治疗都是最行之有效并且应放在首位的措施。因为许多因乳痛前来就诊的患者实际上很担心自己患了乳腺癌,而告诉患者其疼痛并非源于乳腺癌,打消其恐惧和顾虑,可以使其意识到疼痛不再是一个严重的问题。

2. 药物治疗 一般不需要特别治疗,疼痛明显的可给予中成药或他莫昔芬等西药物治疗。

3. 局部手术切除 不能解决根本问题。该病本身并无手术治疗的指征,外科干预的主要目的是为了避免漏诊、误诊乳腺癌,或切除可疑病变。需要注意的是,患者如果伴有非典型增生,应成为临床预防的重点。对于超声提示的薄壁囊肿,细针穿刺抽吸是首选的治疗方式。抽吸液呈血性者或超声检查提示为复杂性囊肿时应警惕乳腺恶性病变,建议对血性抽吸液进行细胞学或病变部位的病理学检查。

（四）乳腺纤维囊性增生病

乳腺纤维囊性增生病有许多种命名,如乳腺囊性增生、囊肿病、囊性腺病、慢性纤维性乳腺炎、结构不良、囊性纤维腺病等,命名繁多,十分混乱。实质上是由于内分泌失调造成乳腺小叶实质、间质异常增生而又复旧不全的结果,既非炎症,亦非肿瘤,而是正常乳腺小叶结构在数量上和形态上异常改变的结果,称之为纤维囊性增生病较为合适。与乳痛症不同,它概括了本病从外观到组织结构的变化,是妇女乳腺常见的小叶增生性病变的进一步发展,发病年龄多为 26~40 岁,被认为与乳腺癌的发生有关,而乳腺癌伴有本病的则为 45 岁左右。从发病到癌变,这一过程需有 5 年以上的病程。

1. **组织病理学**　导管上皮增生,管腔扩大,可形成大小不等的囊肿,囊肿内容物多为淡黄色、无色或乳白色浆液,分为囊肿、导管上皮增生、盲管型腺病、顶泌汗腺样化生 4 个亚型。即囊肿主要由末端导管高度扩张而成,囊壁衬覆立方上皮;导管上皮增生为导管增粗,上皮细胞层次增多,管腔变小;盲管型腺病为小导管或末梢导管扩张形成,管腔一般无分泌物;顶泌汗腺样化生囊肿内衬上皮呈高柱状、胞体大、核小而圆,位于细胞底部,游离缘可见小球形隆起物。

2. **诊断**　乳腺纤维囊性增生在临床治疗中都感到困惑,因其病因及病理变化复杂多变,受精神、内分泌等多种因素影响。病变局部常由患者无意中发现,有时局部无明显肿块,而只是局部组织增厚,易被漏诊和忽视。增生组织形成肿块后,一般质较软,有韧性,时有压痛,与周围组织不黏,推之能自由活动,大部分经前胀痛,劳累时加重,疼痛可放射至上臂、双肩、背、胸部等。有部分病例可见乳头溢液,呈血性、血清性、稀薄乳汁样等。临床上对本病诊断并不困难,但是否有癌变仅根据局部表现不容易判断,只可依靠病理检查。

3. **治疗**　乳腺纤维囊性增生病变多弥漫,局部手术切除不能解决根本问题。该病本身并无手术治疗的指征,外科干预的主要目的是避免漏诊、误诊乳腺癌,或切除可疑病变。需要注意的是,当患者伴有非典型增生时,应成为临床预防的重点。主要有 3 种预防方法:密切随访、药物干预和手术干预。

4. **乳腺囊性增生病的癌变问题**　乳腺囊性增生病的癌变率为 1%~5%,只有活检证实为非典型增生时其发生乳腺癌的危险性才会明显增加。有囊性增生症的妇女发生乳腺癌的危险性是一般妇女的 2~4 倍,10 年随访乳腺癌发生率约 5%,从活检至发现乳腺癌平均间隔10 年,同时发现囊性增生症的高发年龄比乳腺癌早约 10 年,从而支持乳腺囊性增生症多在30 岁左右发病,40 岁左右可有肿瘤趋向,50 岁左右可进展为癌的观点。研究中还发现患囊性增生症的年龄越轻,以后患癌的概率就越高,其机制尚待阐明。此外,癌前病变除病灶本身有较高乳腺癌发生率外,非活检部位以及对侧乳腺癌概率亦同比增高。因此,仅靠局部切除并不能降低乳腺癌的总发生率。

二、乳 头 溢 液

乳头溢液是育龄妇女继乳腺肿块和疼痛之后的第三大症状,据文献报道以乳头溢液为首要症状者占乳腺疾病的 3%~8%。病因主要分为内分泌疾病和乳腺局部病变。乳头溢液按照颜色、持续性、主动或被动、单侧或双侧、单管或多管分类。观察乳头溢液的部位、性质,结合临床检查对推断溢液的病因有重要意义。

（一）乳头溢液的病因

1. 生理性乳头溢液　由于生理因素变化引起的,不需要特殊治疗。常见的原因包括:①哺乳期分泌乳汁。②妊娠期分泌少量乳汁。③口服避孕药、某些镇静药或抗抑郁药等某些药物,可出现双侧乳腺少量溢液,包括氯丙嗪及其他吩噻嗪类药物、抗癫痫药、三环抗抑制药、利舍平、雌激素的避孕药、α-甲基多巴、合成的促甲状腺素释放激素(thyrotropin releasing hormone,TRH)、吗啡及催眠药、抗多巴胺药物、吩噻嗪、异烟肼、维拉帕米、赛庚啶、西咪替丁、甲氧氯普胺、多潘立酮等。可能是由于药物阻断了下丘脑多巴胺受体,抑制了催乳素释放抑制因子(prolactin release inhibiting factor,PIF),从而促进了催乳素(prolactin,PRL)的分泌。④绝经期前后的妇女,由于内分泌变化,也可以出现双侧乳腺少量溢液。⑤不明原因的单侧或双侧乳头溢液。以上原因引起的生理性乳头溢液特点是双侧多孔乳汁样溢液。

生理性乳头溢液还包括妊娠期血性溢液,由妊娠期乳腺的反应性上皮增生引起。在PRL调控下增生停止,细胞肿胀并转化为分泌性细胞,乳腺产生乳汁则血性溢液消失。妊娠期血性溢液多为双侧,偶为单侧(单侧常见于较大侧乳房,文献报道未见发展为癌的病例,建议超声检查和监测)。妊娠期血性溢液常见于第一次或第二次妊娠的孕中或孕后期,为自限性,一般不超过产后2个月。一般不做检查,因为妊娠期细胞学检查易误诊,细胞疑似导管内乳头状瘤并伴细胞增生活跃。笔者建议妊娠期血性溢液无论单双侧,产后未消失者应行乳管镜检查较为妥当。

2. 病理性乳头溢液

（1）内分泌系统疾病。引起乳头溢液的内分泌疾病主要有:①丘脑病变——下丘脑分泌一种PIF,对脑垂体分泌的PRL有抑制作用,当丘脑病变时,催乳素抑制因子分泌减少,使脑垂体产生催乳素的功能被释放,催乳素分泌增加,诱发泌乳;②垂体肿瘤或颅咽管瘤——发生脑垂体肿瘤时,其分泌PRL的功能不再受丘脑PIF的制约,或颅咽管瘤压迫第三脑室,切断了PIF对PRL的抑制作用,分泌大量的PRL,诱发泌乳;③原发性甲状腺功能减退,甲状腺素分泌减少,解除了对下丘脑及垂体抑制作用,使丘脑和垂体分泌的促甲状腺素释放素(thyroliberin,thyrotropin releasing hormone,TRH)和促甲状腺素(thyroid stimulating hormone,TSH)分泌增加,从而刺激PRL分泌增加,诱发泌乳;④特发性闭经-溢乳综合征(A-G综合征),麻醉、创伤、精神抑郁、假孕等精神因素通过大脑皮质作用于下丘脑-垂体系统,也会导致PRL分泌增加,卵泡刺激素降低,诱发闭经和泌乳;⑤脑部松果体瘤也可引起PRL分泌增加,诱发泌乳。

病理性乳头溢液也可由带状疱疹、胸壁外伤、胸腔手术等因素引起,但较为少见,这些疾病会导致乳头或乳房刺激性疼痛,疼痛可通过神经反射作用于下丘脑抑制PIF分泌、PRL分泌增加,诱发泌乳。

内分泌系统疾病引起的病理性乳头溢液的特点也是双侧多孔乳汁样溢液。

（2）引起乳头溢液常见的乳腺疾病:

1）乳腺导管扩张症:乳腺导管扩张症占乳腺良性病的4.5%。哺乳期哺乳障碍、厌氧菌感染、内分泌功能失调以及乳房退行性变化,引起乳腺上皮脱落,以及大量含脂质的分泌物淤积阻塞导管,以致分泌物排泄不畅,管内压力不断增高而引起导管扩张,导管周围有不同程度的炎症和纤维化。尸检发现 25% 的妇女患有此病。临床分急性期、亚急性期、慢性期三期,分溢液型、肿块型、混合型,病变位于乳头下方。临床特点为:①好发于 40~60 岁非哺乳期或绝经期妇女,多有哺乳障碍史;②乳头溢液为早期首发症状,常为双侧多个导管溢液,量较多,呈脓性、血性或墨绿色稠厚液;③乳头溢液及肿物针吸细胞学检查可见大量导管上皮、泡沫细胞、浆细胞、淋巴细胞、细胞残核及坏死物。

2)乳腺增生症:在乳汁样、水样以及部分浆液性溢液的病例中,很大部分为乳腺腺病或囊性增生所致。

3)乳管内隆起性病变:乳头状瘤、乳头状瘤病以及导管原位癌在乳管镜下均表现为乳管内新生物,故统称为乳管内隆起性病变。

导管内乳头状瘤及导管内乳头状瘤病:以往多认为乳头状瘤病与乳头状瘤仅能在显微镜下由病理医师鉴别,乳管镜的出现为术前两者的鉴别提供了可能。两者的主要区别在于:乳头状瘤多发生在主导管或 1~2 级导管开口处,而乳头状瘤病则位于 3~4 级导管;乳头状瘤多呈黄色、灰黄色或粉红色,而乳头状瘤病则为白色;乳头状瘤多为桑葚状、半球状或扁平隆起,有光泽,多有蒂,而乳头状瘤病为小的扁平或乳头状隆起,或出现管壁嵴,可有周围点状出血或上游出血。乳头状瘤病为癌前病变,应积极手术治疗。

4)导管原位癌:美国 2002 年有 53 000 例 DCIS 新发病例,占乳腺癌新发病例的 21%。血性溢液中导管原位癌引起者占 10%,导管原位癌患者中 50% 表现为血性溢液。其主要表现为乳头溢液、肿块、不随月经周期变化的局限性腺体增厚、佩吉特病、仅在乳腺 X 线摄影时发现的钙化灶。治疗为全乳切除或保乳手术治疗,10 年生存率为 96%~100%。

5)浸润性导管癌:浸润性导管癌很少以乳头溢液为首发症状,多无需乳管镜检查即可明确诊断,一般不作为它的必要诊断手段。

(二)乳头溢液的诊断

对乳头溢液患者进行病因诊断时,除详细了解病史及体格检查外,还需仔细观察溢液性质及是单孔还是多孔溢液,此外还应进行有关辅助检查,以帮助诊断。

1. **溢液涂片检查** 用于检查血性、浆液血性、浆液性溢液,准确率约 30%。涂片可见导管上皮细胞、泡沫细胞、大汗腺样细胞、鳞状上皮细胞、炎症细胞及钙化物。钙化物常见于癌性溢液涂片中,也可见于某些慢性病,如导管扩张症溢液中。

2. **内分泌检查** 包括血清 PRL 水平和 TSH 水平检查,用于双侧乳汁样溢液的患者。当血清 PRL>100μg/L,高度考虑催乳素瘤的可能;当 PRL>200μg/L,绝大多数为催乳素瘤;当 PRL<100μg/L,多考虑高催乳素血症。TSH 水平升高多见于原发性甲状腺功能减退时。

一旦高催乳素血症确诊,如果不是由药物或甲状腺功能减退引起,应考虑垂体腺瘤的可能,应行垂体影像学检查。影像学检查包括蝶鞍 X 线检查和垂体 CT 扫描或头颅 MRI,垂体微腺瘤时蝶鞍 X 线片大多正常,而垂体 CT 扫描或头颅 MRI 则可发现微腺瘤。

3. **乳腺超声检查** 因乳头溢液就诊的患者,做乳腺超声检查常无明显异常发现。部分可显示乳腺导管的扩张或有小的低回声结节,但无法确定结节一定是造成乳头溢液的病变或原因,对手术范围和方式的确定帮助不大,多需要结合乳腺导管造影来确定病变的方位和范围。

4. 选择性乳管造影检查　造影剂为 50%~75% 泛影葡胺等水溶性物质。造影征象包括：导管中断、导管被牵引移位、导管僵直、管腔扩张、充盈缺损、导管受压移位、导管分支减少、紊乱、瘤体或瘤周间质显影。但是选择性乳管造影具有不能直视病灶、诊断率低、费时、患者痛苦大、部分患者过敏不能检查等缺点。

5. 乳管镜检查　乳管镜是乳头溢液患者病因诊断的有效检查方法，它能沿着乳管的走行插至末梢乳管，清晰地观察从乳管开口至远端 5~6cm 乳管腔内的微小病变。乳管镜直视下有特征性的图像，加之有 10 倍左右的图像放大作用，较好的定位性，诊断率高达 81%~95%。并且在乳管镜检查的同时，可行乳管内活检、洗涤细胞检查等，进一步提高诊断率，为选择术式提供依据。

（三）治疗

1. 垂体瘤的治疗　取决于垂体瘤瘤体的大小、PRL 增高的水平、症状及生育要求。包括：

（1）药物治疗：PRL 增高时首选溴隐亭（多巴胺受体激活剂），开始 1.25mg 餐中服，每隔 2~3 天增加 1.25~2.5mg，每天有效量为 5~7.5mg，每天 2 次。治疗 3 个月后月经来潮，血 PRL 下降，用药 6 个月左右可逐渐停药观察。原发性甲状腺功能减退症时服用甲状腺素片，共 1.5 个月。

（2）手术治疗：用于溴隐亭治疗 3 个月以上无明显效果，或有要求生育，或伴有头痛或视野缺损的患者，可经伽马刀行放射手术或经蝶窦行显微手术。

2. 乳腺疾病的治疗　不同疾病引起的乳头溢液治疗方式也不相同，导管扩张、导管乳头状瘤首选手术治疗，切除病变导管进行病理检验，预防导管癌的发生。

手术时首先根据乳管镜检查时的定位，标出乳晕旁切口，再由溢液乳管注亚甲蓝染料 0.1~0.3ml，以指引切除的病变范围。或在做乳管镜检查时用钢丝定位病变部位，引导手术切除。对于大导管内乳头状瘤多采用乳晕缘切口，游离乳晕及皮下至乳头下，找到病变导管紧靠乳头切断后，再切除远端导管及周围部分腺体。中小导管乳头状瘤及多发乳头状瘤采用乳晕旁切口或放射状切口，以病变乳腺区段切除为主。对于导管原位癌患者，根据病变范围、病变距乳头乳晕距离（>3cm）以及患者的需求，可采取保留乳房手术。

对于多发的导管内乳头状瘤，尤其是非典型性导管内乳头状瘤，可采用象限切除术或皮下乳腺切除术。有些导管内乳头状瘤可以发生在多个乳腺导管系统，甚至散布整个乳腺内，需要采用皮下乳腺切除术。对于导管原位癌，如果手术彻底切除，是可以通过手术本身治愈的，可考虑施行皮下乳腺切除术或单纯乳房切除术，术后无须进行化疗和放疗。术中快速病理学检查为导管原位癌且不能排除伴有浸润的患者，术后病理学大体标本发现浸润癌的可能性较大，可考虑施行乳腺癌改良根治术。如果导管原位癌伴有微浸润癌或浸润癌，则手术后发生局部复发和转移的概率都增加，应施行乳腺癌改良根治术。

三、乳腺纤维腺瘤

乳腺纤维腺瘤是一种青年女性常见的乳腺上皮成分纤维化的良性肿瘤。该瘤实质属于间质与上皮的混合性瘤。目前其病因仍不清楚，可能与乳腺中的小叶和间质对雌激素的刺激产生的过度反应有关。

（一）临床特征

1. 发病年龄 该瘤可见于月经来潮后任何年龄的妇女，常见于育龄期妇女，尤其 30 岁以下妇女。

2. 临床表现 临床上多表现为无意中发现乳房无痛性肿块，肿瘤可发生在乳房任何部位，以外上象限为多见。肿瘤多呈圆形或椭圆形、质韧实、边界清楚、可活动的肿块。触诊有滑脱感，无触痛，肿瘤表面皮肤无改变，腋窝淋巴结不大。

3. 临床分型 ①普通型：为最常见的类型，瘤体直径在 3.0cm 以内。②青春型：5%~10% 的乳腺纤维腺瘤发生于十几岁的青少年，称为"青少年纤维腺瘤（juvenile fibroadenomas）"，其特点包括：发生于青少年，增长很快，大小达到对侧乳房的 2~4 倍，皮肤被扩张变得非常薄，乳头移位等。组织学上青少年纤维腺瘤比典型的纤维腺瘤有更丰富的细胞层。③巨纤维腺瘤（giant fibroadenoma）：是一个描述性的术语，指瘤体 >5cm 的纤维腺瘤。多发生在 15~18 岁的青春期以及 40~45 岁的绝经前期的女性。由于肿块的局部隆起，乳房部分膨大变形，乳头位置发生改变，局部可有浅表静脉扩张。④乳腺多发纤维腺瘤：指同侧乳房内有 2 个以上的纤维腺瘤者，其发生的比例约为 15%。

4. 病理特征 表现为间质和上皮成分混合性增生，由于生长方式不同分为管周型和管内型（间质将导管挤压成裂隙状），其不具有临床意义。上皮成分可有化生性改变（顶泌汗腺化生、鳞状化生），间质成分为纤维组织，可是为非典型怪异多核巨细胞，广泛黏液变性或透明变性，偶尔有骨化。在纤维腺瘤中偶见小叶原位癌和导管原位癌发生。间质丰富者可称为细胞性纤维腺瘤；有的肿瘤间质细胞数量增加，并束状排列，上皮呈管周型生长方式，伴普通导管增生，体积巨大（可达 20cm）称为巨大纤维腺瘤，导致乳腺变形，主要发生在青春期。

（二）诊断及鉴别诊断

纤维腺瘤的诊断主要依据触诊、乳腺超声、乳腺 X 线摄影检查，确诊依靠病理学检查诊断。临床上常需要与以下疾病相鉴别：

1. 乳腺纤维腺瘤与乳腺囊肿 两者均可见到无痛性的乳房肿块，多为单侧单发，边界清楚，表面光滑。但乳腺纤维腺瘤的肿块质地较囊肿稍硬韧，无囊性感，活动度较囊肿为大，且发病年龄以 18~25 岁最为多见；乳腺积乳囊肿多发于妊娠哺乳期，单纯囊肿则除囊肿外尚有乳腺增生症的临床特征。此外，可行肿块超声检查和细针穿刺予以鉴别，纤维腺瘤超声表现多为低回声占位，而乳腺囊肿多为无回声占位，细针穿刺纤维腺瘤为实性肿块，无液体；而囊肿则可抽出乳汁样或浆液性液体。

2. 乳腺纤维腺瘤与乳腺癌 两者均可见到无痛性乳房肿块，多为单发。乳腺纤维腺瘤则呈圆形或卵圆形，质地韧，表面光滑，边界清楚，活动度好，肿块生长缓慢，一般以 1~3cm 大者较常见，超过 5cm 者少见，同侧腋窝淋巴结无肿大，发病年龄以 30 岁以下者为多见；而乳腺癌的肿块可呈圆形、卵圆形或不规则形，质地较硬，表面欠光滑，活动度差，可迅速生长，同侧腋窝淋巴结常有肿大，发病年龄以 40 岁以上者多见，乳腺超声和乳腺 X 线检查征象不同，行 CNB 可提供组织学证据进行鉴别。

(三) 治疗

1. 随访观察　通过 CNB 病理学确诊后进行随访观察,医疗卫生经济学成本最低,适用于大多数生长缓慢或无变化的纤维腺瘤患者,对于年轻(35 岁以下)患者,尤其是 25 岁以下患者,随访观察法对乳腺癌的漏诊率极低。推荐的观察频率为每 6 个月 1 次,推荐的检查方法为触诊结合彩色超声。对于 >35 岁的患者,推荐加入乳腺 X 线摄影检查作为随访检查手段。

在随访过程中发现肿瘤生长迅速时,建议结束随访观察,接受外科干预。生长迅速的标准为(满足下列 1 项):①6 个月内肿瘤最大直径增长 ≥ 20%;②<50 岁的患者肿瘤最大直径每月增长 ≥ 16%;③≥ 50 岁的患者肿瘤最大直径每月增长 ≥ 13%。

2. 外科干预　除肿瘤生长迅速外,随访过程中 BI-RADS 分级(类)升高也是外科干预的指征之一。纤维腺瘤还可能导致乳腺外形改变、乳腺不适感和患者精神压力增大等。因此,是否进行外科干预和实施方法应在充分知情同意的前提下尽可能尊重患者的意愿。外科干预的方法主要有传统的切开法肿瘤切除术,以及较新的真空辅助微创旋切术。

(1)切开法肿瘤切除术:切开法肿瘤切除术是直观有效的治疗方式,适用于较大的纤维腺瘤或依据医师判断适合选择切开法的患者。

(2)真空辅助微创旋切术:真空辅助微创旋切术可在超声或 X 线引导下进行,具有表皮创伤小、外形美观的特点,也是安全有效且耐受性良好的治疗方式。该法适用于肿瘤直径 ≤ 3cm 的患者。禁忌证包括:①有出血倾向、凝血机制障碍等造血系统疾病;②妊娠期、哺乳期;③有感染性疾病;④乳腺较小且病灶靠近乳头、腋窝或胸壁不易完全切除;⑤乳腺假体植入术后。

(四) 预后

乳腺纤维腺瘤完整切除后,甚少复发,但可在其他部位发生新的病灶。同侧乳腺内、对侧乳腺内出现多发肿块者,应视为再发,不能视为复发。只有肿瘤没有切除完整,残留肿瘤长大才应视为复发。因腺管常被纤维间质挤压,纤维腺瘤内腺上皮成分较少,癌变率较低,为 0.038%~0.125%。虽然有报道,纤维腺瘤患者继发乳腺癌危险性略有增加,但实际上在纤维腺瘤中或在经过手术治疗后的乳腺中继发乳腺癌的危险性较低。

由于乳腺纤维腺瘤是由乳腺间质和上皮细胞两种成分组成,极少数乳腺纤维腺瘤可肉瘤变,发生率为 0.07%~0.21%。

(五) 风险评估

纤维腺瘤中的上皮成分癌变风险极低,癌变率为 0.12%~0.30%。癌变者多为小叶原位癌经手术切除后病理学检查确诊的纤维腺瘤患者,其乳腺癌的发病风险较普通女性略增高(1.48~1.70 倍)。伴有非典型增生或一级亲属乳腺癌家族史或复杂纤维腺瘤患者,其乳腺癌发病风险高于普通纤维腺瘤患者。因此,建议此类高危纤维腺瘤患者术后仍定期行乳腺检查。

四、乳腺叶状肿瘤

乳腺叶状肿瘤（phyllodes tumor，PT）是由乳腺纤维结缔组织和上皮组成的纤维上皮性肿瘤，其发病率仅为女性乳腺肿瘤的 0.3%~1.0%。在亚洲国家发病年龄较小，平均 25~30 岁。乳腺叶状肿瘤旧称为叶状囊肉瘤，2003 年 WHO 认为这类肿瘤大多是良性的，称其为叶状囊肉瘤不合适，故改名为分叶状肿瘤，并根据其组织学特点分为良性、交界性和恶性 3 类。

目前该病的病因尚不清楚。研究显示，除种族、年龄和地域等因素外，可能还与卫生习惯、生育、哺乳及内分泌变化等因素有关。该病可能与乳腺上皮组织产生的成纤维细胞生长刺激因子及雌激素的分泌和代谢失调有关，也可从起始发生或由纤维腺瘤演变而来。

（一）临床特征

1. **发病年龄**　叶状肿瘤的发病年龄分布较广，可发生在 10 岁的青少年和 90 多岁老年女性，但大多数是 35~55 岁，平均年龄为 40 岁。

2. **临床表现**　乳腺叶状肿瘤病史一般较长，肿瘤生长缓慢，但常有近期加速生长史。临床上多表现为无痛性单发肿块，肿块多位于外上象限，肿瘤多呈椭圆形及分叶状，质韧实，边界清楚，可活动。腋窝淋巴结肿大者很少见。

3. **临床特点**　为单侧、质硬、无痛性肿块，与皮肤不接触，平均大小为 4~5cm。

（二）诊断及鉴别诊断

叶状肿瘤首选的影像学检查方法为彩色超声。对于年龄 ≥ 30 岁的患者，可加做乳腺 X 线检查。叶状肿瘤确诊依靠病理学检查，切除活检或空芯针穿刺活检均可。细针穿刺涂片对叶状肿瘤的诊断价值一直存在争议，细胞学检查可区分肿瘤的良恶性，但难以鉴别叶状肿瘤和纤维腺瘤。文献报道，细胞学诊断叶状肿瘤的准确率约为 63%，而空芯针穿刺活检对于叶状肿瘤的诊断准确率则可高达 99%，阳性预测值和阴性预测值分别可达 93% 和 83%。乳腺肿瘤如直径 >3cm、患者年龄 >35 岁、肿瘤快速增大或超声中可见肿瘤内部多发无回声区等特征，建议行空芯针穿刺活检。

PT 分为良性、交界性和恶性。良性 PT：①肿瘤界清；②间质轻度富于细胞；③梭形细胞核形态一致，无异形性和多形性；④核分裂 <5/10HPF；⑤缺乏恶性异源性间质成分。恶性 PT：①呈浸润性生长；②间质高度富于细胞；③重度异形、显著多形性，为肉瘤性间质（似纤维肉瘤）；④核分裂 ≥ 10/10HPF；⑤可有恶性异源性成分（脂肪、骨、软骨、横纹肌肉瘤）。交界性 PT 介于以上两者之间。

乳腺叶状肿瘤临床表现与纤维腺瘤相似。通过临床的查体很容易产生误诊的情况，漏诊率也是比较高的。在手术前为患者应用乳腺 B 超、X 线、病灶细针穿刺细胞学检查等手段进行临床的辅助检查也难以明确诊断；获得足够、有效组织空芯针病灶活检的诊断准确阳性率能够达到 85% 左右，β-catenin 与 CD117 免疫组化检测的方法能够进一步地明确鉴别良恶属性。

（三）治疗

乳腺叶状肿瘤的治疗以手术为主，局部广泛切除为乳腺叶状肿瘤的首选手术方式，手术切缘阳性是复发的主要原因。美国国立综合癌症网络（National Comprehensive Cancer Network, NCCN）指南建议乳腺叶状肿瘤的阴性切缘范围应≥1cm；阴性切缘不足与肿瘤复发密切相关。在肿瘤切除后若不能保持乳房外形者，可根据患者对美观的需求选择行自体脂肪填充、乳房重建、背阔肌皮瓣修补术等。当局部扩大切除不能获得阴性切缘时，可考虑行乳腺切除，但对年轻患者应尽量保留乳头乳晕，可考虑行Ⅰ期或Ⅱ期乳房再造。

叶状肿瘤主要通过血行转移，腋窝淋巴结转移发生率<5%，除非病理学检查证实腋窝淋巴结转移，否则无须行腋窝淋巴结清扫。目前，普遍认为辅助放化疗对叶状肿瘤并无显著疗效。化疗药物中蒽环类药物、异环磷酰胺及铂类药物等在叶状肿瘤治疗中的研究有所报道，但均未获得化疗降低复发率或病死率的证据。叶状肿瘤中雌、孕激素受体阳性率分别约为58%和75%，但目前尚无内分泌治疗的相关证据。

（四）预后

文献报道，乳腺叶状肿瘤的局部复发率为10%~40%，平均约15%，多发生在术后4~12个月。叶状肿瘤首次术式的选择与复发率密切相关，另外良恶性患者均有潜在的转移能力，所以对于术后的患者要密切随访。

（五）风险评估

良性和恶性 PT 均可复发。全部 PT 平均复发率为21%，其中良性、交界性和恶性分别为7%、25% 和27%。复发可以是原发肿瘤镜下特征，也可显示去分化特点。全部 PT 转移率为10%，其中良性、交界性和恶性 PT 分别为0、4% 和22%。转移部位多在肺和骨，腋窝淋巴结转移少见。

（黄晓曦　连臻强　张安秦　王　颀）

第九章

乳腺癌筛查技术培训课程及考核大纲

乳腺癌筛查技术培训是保证筛查质量和同质性的重要措施,培训形式分为讲座、实际操作、小组活动和考试,一般要求培训时间达 6 小时以上。各地根据具体情况安排时间和内容,可集中培训,也可个别进修专题培训。笔试时间 30~60 分钟,图片考试时间 30~50 分钟。

一、乳腺癌筛查概述

(一) 了解内容

1. 乳腺癌国内外发病情况。
2. 我国乳腺癌筛查状况。

(二) 掌握内容

乳腺癌筛查的概念。

(三) 授课及考核形式

1. **授课时间** 10 分钟。
2. **授课形式** 幻灯。
3. **考核形式** 考题答卷。

二、农村妇女乳腺癌筛查的组织管理

(一) 了解内容

1. 乳腺癌筛查的目的、意义。

2. 乳腺癌筛查网络和各机构职责、人员要求。

3. 乳腺癌筛查经费支持和后勤保障。

(二) 掌握内容

1. 乳腺癌筛查对象和筛查内容。

2. 乳腺癌筛查工作流程。

3. 乳腺癌筛查的质量管理和控制。

4. 乳腺癌筛查信息收集和管理。

(三) 授课及考核形式

1. **授课时间**　50分钟。

2. **授课形式**　幻灯。

3. **考核形式**　考题答卷。

三、健康教育与乳腺自我检查技术

(一) 了解内容

1. 健康教育在乳腺癌筛查工作中的意义。

2. 乳腺癌筛查健康教育的方法与形式。

3. 乳腺自我检查在乳腺癌筛查中的作用。

(二) 掌握内容

1. 乳腺癌筛查健康教育的注意事项。

2. 乳腺癌筛查健康教育的主要内容。

3. 乳腺自我检查的视诊及触诊方法的具体内容。

(三) 授课及考核形式

1. **授课时间**　50分钟。

2. **授课形式**　幻灯,手法带教(准备乳房教具)。

3. **考核形式**　考题答卷、临床实际检查手法操作。

四、临床乳腺检查技术

(一) 了解内容

1. 临床乳腺检查的重要性。

2. 乳腺临床检查的注意事项和质控要求。

（二）掌握内容

1. 临床乳腺检查视诊及触诊的具体内容。
2. 乳腺癌临床表现的四大阳性特征。

（三）授课及考核形式

1. **授课时间**　20 分钟。
2. **授课形式**　幻灯,手法带教(准备乳房教具)。
3. **考核形式**　临床实际检查手法操作(准备具体病例或操作模型)。

五、乳腺超声检查技术与 BI-RADS 分级（类）评估

（一）了解内容

1. 正常乳腺组织的超声图像结构及超声仪器调节。
2. 乳腺肿块超声彩色血流的分级。

（二）掌握内容

1. 乳腺超声术语和 BI-RADS 分级(类)。
2. 乳腺良恶性实性肿块的超声图像的鉴别要点。
3. 腋淋巴结超声图像特征及转移征象。
4. 乳腺超声 BI-RADS 分级(类)召回标准和临床处理原则。
5. 乳腺癌筛查规范报告。

（三）授课及考核形式

1. **授课时间**　90 分钟。
2. **授课形式**　幻灯。
3. **考核形式**　①考题答卷;②临床超声图像考核(准备具体病例静态图片 50 张,考试时间 50 分钟;有条件时增加动态图片 50 张,考试时间 50 分钟)。

六、乳腺 X 线检查技术与 BI-RADS 分级（类）评估

（一）了解内容

1. 乳腺 X 线摄片标准的照射体位及辅助投照体位。
2. 乳腺 X 线摄片 BI-RADS 的乳腺分型。

3. 乳腺 X 线摄片特殊征象描述(非对称性管状结构、乳腺内淋巴结、团状不对称)及其他合并征象。

(二)掌握内容

1. 乳腺 X 线检查常见征象的描述(乳腺肿块、钙化)。
2. 乳腺良恶性实性肿块的 X 摄片图像的鉴别要点。
3. 乳腺 X 线检查 BI-RADS 分级(类)及相应的临床处理原则。
4. 掌握乳腺 X 线检查报告的内容。

(三)授课及考核形式

1. **授课时间**　60 分钟。
2. **授课形式**　幻灯。
3. **考核形式**　①考题答卷;②临床 X 线图像考核(准备具体病例静态图片 50 张,考试时间 50 分钟)。

七、乳腺活检技术与病理报告规范

(一)了解内容

1. 乳腺活检技术种类、其优缺点。
2. 乳腺活检病理报告规范。

(二)掌握内容

1. 乳腺经皮活检术适应证、操作流程和注意事项。
2. 乳腺手术活检的适应证和术后并发症的处理。

(三)授课及考核形式

1. **授课时间**　60 分钟。
2. **授课形式**　幻灯。
3. **考核形式**　①考题答卷;②临床实践操作(准备具体空心针穿刺活检病例或模型,考试时间 30 分钟)。

八、乳腺高危病变及常见乳腺良性疾病

(一)了解内容

1. 乳腺高危病变基本概念及癌变风险。
2. 常见乳腺良性疾病的基本概念。

（二）掌握内容

1. 乳腺高危病变的诊断、处理、预后评估原则。
2. 常见乳腺良性疾病的诊断、处理原则。

（三）授课及考核形式

1. **授课时间**　60 分钟。
2. **授课形式**　幻灯。
3. **考核形式**　考题答卷。

（吴久玲　王　颀）

参 考 文 献

［1］ Bray F, Ferlay J, Soerjomataram I, et al. Global cancer statistics 2018: GLOBOCAN estimates of incidence and mortality worldwide for 36 cancers in 185 countries. CA Cancer J Clin, 2018, 68 (6): 394-424.

［2］ 孙可欣, 郑荣寿, 张思维, 等. 2015 年中国分地区恶性肿瘤发病和死亡分析. 中国肿瘤, 2019, 28 (1): 1-11.

［3］ LaubySecretan B, Scoccianti C, Loomi D, et al. Breast-Cancer screening—viewpoint of the iarc working group. N Engl J Med, 2015, 372 (24): 2353-2358.

［4］ Sood R, Rositch AF, Shakoor D, et al. Ultrasound for breast cancer detection globally: a systematic review and meta-analysis. J Glob Oncol, 2019, 5: 1-17.

［5］ 许娟, 王颀, 马宏民, 等. 体检联合超声补充 X 射线钼靶检查乳腺癌筛查模式初步应用评价. 中华肿瘤防治杂志, 2013, 20 (17): 1295-1299.

［6］ 马兰, 任文辉, 赵艳霞, 等. 2015 年农村妇女基于超声优化流程的乳腺癌筛查项目卫生经济学初步评价. 中国肿瘤, 2019, 28 (12): 891-895.

［7］ Tohno E, Ueno E, Watanabe H. Ultrasound screening of breast cancer. Breast Cancer, 2009, 16: 18-22.

［8］ Terminology and Diagnostic Criteria Committee, Japan Society of Ultrasonics in Medicine. Recall criteria for ultrasound breast cancer screening. J Med Ultrason (2001), 2016, 43 (2): 301-313.

［9］ Ban K, Tsunoda H, Suzuki S, et al. Verification of recall criteria for masses detected on ultrasound breast cancer screening. J Med Ultrason (2001), 2018, 45 (1): 65-73.

［10］ Huang Y, Dai1 HJ, Song FJ, et al. Preliminary effectiveness of breast cancer screening among 1. 22 million Chinese females an different cancer patterns between urban and rural women. Scientific Repo Rts, 2016, 6 (1): 39459.

［11］ 赵艳霞, 马兰, 连臻强, 等. 2014 年中国农村基于超声的乳腺癌筛查多中心数据分析. 中华肿瘤防治杂志, 2020, 27 (3): 172-178.

［12］ 王颀. 乳腺癌筛查与诊断技术手册. 广州: 广东省科技出版社, 2009: 35-52.

［13］ 中华人民共和国卫生部医政司. 乳腺癌诊疗规范 (2011 年版). 中国实用外科杂志, 2011, 31 (10): 902-907.

［14］ 中国抗癌协会乳腺癌专业委员会. 中国抗癌协会乳腺癌诊治指南与规范 (2013 版). 中国癌症杂志, 2013, 23 (08): 86-142.

［15］ 余海云, 李文萍, 王颀, 等. 城市群体妇女 2006—2011 年乳腺癌筛查效果评估. 中华肿瘤防治杂志, 2013, 20 (12): 894-897.

［16］ American College of Radiology. Breast imaging reporting and data system (BI-RADS). 4th ed. VA, Reston: American College of Radiology, 2003: 77-79.

［17］ Lakhani SR, Ellis IO, Schnitt SJ, et al. WHO classification of tumours of the breast. Lyon, France: IARC Press, 2012: 143-147.

［18］ Edge SB, Byrd DR, Compton CC, et al. AJCC cancer staging manual. 7th ed. New York: Springer, 2010: 347-376.

［19］ 王颀, 连臻强. 中国乳腺癌筛查现状与评价. 中华乳腺病杂志, 2015, 9 (2): 101-102.

［20］ 中国超声医学工程学会浅表器官及外周血管专业委员会. 2018 乳腺超声若干临床常见问题专家共识. 中国超声医学杂志, 2018, 34 (10): 865-870.

［21］ 中国抗癌协会乳腺癌专业委员会. 中国抗癌协会乳腺癌诊治指南与规范 (2019 年版). 中国癌症杂志, 2019, 29 (8): 609-679.

［22］ American College of Radiology. Breast imaging reporting and data system (BI-RADS). 5th ed. VA, Reston: American College of Radiology, 2013.

［23］ Amin MB, Edge S, Greene F, et al. AJCC cancer staging manual. 8th ed. New York: Springer, 2017.

［24］ 燕树林. 乳腺 X 线摄影与质量控制. 北京: 人民军医出版社, 2008.

［25］ Giuliano AE, Edge SB, Hortobagyi GN. Eighth edition of the AJCC cancer staging manual: breast cancer. Ann Surg Oncol, 2018, 25 (7): 1783-1785.

［26］ 中华医学会外科学分会乳腺外科学组. 超声引导下真空辅助乳腺活检手术专家共识及操作指南 (2017 版). 中国实用外科杂志, 2017, 37 (12): 1374-1376.

［27］ 连臻强, 张安秦, 王颀, 等. 高频超声引导下乳腺钙化微创切除活检的临床研究. 中华外科杂志, 2011, 49 (10): 918-922.

［28］ 李欢, 傅建民, 张文夏, 等. X 线立体定位引导真空负压旋切活检在诊断 0 期乳腺癌的应用价值. 中华乳腺病杂志 (电子版), 2010, 4 (4): 389-393.

［29］ Lian ZQ, Yu HY, Zhang AQ, et al. Use of urinary balloon catheter to prevent postoperative bleeding after ultrasound-guided vacuum-assisted breast biopsy. Breast J, 2020, 26 (2): 144-148.

［30］ Fu SM, Wang XM, Yin CY, et al. Effectiveness of hemostasis with Foley catheter after vacuum-assisted breast biopsy. J Thorac Dis, 2015, 7 (7): 1213-1220.

［31］ Park HL, Hong J. Vacuum-assisted breast biopsy for breast cancer. Gland Surg, 2014, 3 (2): 120-127.

［32］ Bennett IC, Saboo A. The evolving role of vacuum assisted biopsy of the breast: a progression from fine-needle aspiration biopsy. World J Surg, 2019, 43 (4): 1054-1061.

［33］ Loughran CF, Keeling CR. Seeding of tumour cells following breast biopsy: a literature review. Br J Radiol, 2011, 84 (1006): 869-874.

［34］ O' Flynn EA, Wilson AR, Michell MJ. Image-guided breast biopsy: state-of-the-art. Clin Radiol, 2010, 65 (4): 259-270.

［35］ Ferrara A. Benign breast disease. Radiol Technol, 2011, 82 (5): 447-462.

［36］ 杜红文, 张蕴. 乳腺疾病影像诊断学. 西安: 陕西科技出版社, 2007.

［37］ Iddon J, Dixon JM. Mastalgia. BMJ, 2013, 347: f3288.

［38］ Goyal A. Breast pain. BMJ Clin Evid, 2011, 1: 812-846.

［39］ Faiz O, Fentiman IS. Management of breast pain. Int J ClinPract, 2000, 54 (4): 228-232.

［40］ Rungruang B, Kelley JL. Benign breast diseases: epidemiology, evaluation, and management. Clin Obstet Gynecol, 2011, 54 (1): 110-124.

［41］ Uzan C, Seror JY, Seror J. Management of a breast cystic syndrome: Guidelines. J Gynecol Obstet Biol Reprod (Paris), 2015, 44 (10): 970-979.

［42］ 吴祥德. 乳腺疾病诊治. 北京: 人民卫生出版社, 2009: 163-167.

［43］ Sakorafas GH. Nipple discharge: current diagnostic and therapeutic approaches. Cancer Treat Rev, 2001, 27 (5): 275-278.

［44］ Cote ML, Ruterbusch JJ, Alosh B, et al. Benign breast disease and the risk of subsequent breast cancer in

African American women. Cancer Prev Res (Phila), 2012, 5 (12): 1375-1380.

［45］ Rubin E, Visscher DW, Alexander RW, et al. Proliferative disease and atypia in biopsies performed for nonpalpable lesions detected mammographieally. Cancer, 1988, 61 (10): 2077-2082.

［46］ 阚秀. 乳腺癌临床病理学. 北京：北京医科大学中国协和医科大学联合出版社, 1993: 166-175.

［47］ Rosen PP. Rosen's breast pathology. 2nd ed. Philadelphia, PA: Lippincott Wiliams & Wilkins, 2001: 201-251.

［48］ 马榕, 王建丽, 祝志强. 乳腺导管内乳头状肿瘤的术式选择及评价. 中国实用外科杂志, 2011, 31 (10): 59-61.

［49］ Cant PJ, Madden MV, Close PM, et al. Case for conservative management of selected fibro-adenomas of the breast. Br J Surg, 1987, 74 (9): 857-859.

［50］ Dixon JM, Dobie V, Lamb J, et al. Assessment of the acceptability of conservative management of fibroadenoma of the breast. Br J Surg, 1996, 83 (2): 264-265.

［51］ Gordon PB, Gagnon FA, Lanzkowsky L. Solid breast masses diagnosed as fibroadenoma at fine-needle aspiration biopsy: acceptable rates of growth at long-term follow-up. Radiology, 2003, 229 (1): 233-238.

［52］ Fine RE, Whitworth PW, Kim JA, et al. Low-risk palpable breast masses removed using a vacuum-assisted hand-held device. Am J Surg, 2003, 186 (4): 362-367.

［53］ Dupont WD, Page DL, Parl FF, et al. Long-term risk of breast cancer in women with fibroadenoma. Engl J Med, 1994, 331 (1): 10-15.

［54］ McDivitt RW, Stevens JA, Lee NC, et al. Histologic types of benign breast disease and the risk for breast cancer. The Cancer and Steroid Hormone Study Group. Cancer, 1992, 69 (6): 1408-1414.

［55］ Levi F, Randimbison L, Te VC, et al. Incidence of breast cancer in women with fibroadenoma. Int J Cancer, 1994, 57 (5): 681-683.

［56］ Ciatto S, Bonardi R, Zappa M, et al. Risk of breast cancer subsequent to histological or clinical diagnosis of fibroadenoma retrospective longitudinal study of 3938 cases. Ann Oncol, 1997, 8 (3): 297-300.

［57］ Moskowitz M, Gartside P, Wirman JA, et al. Proliferative disorders of the breast as risk factors for breast cancer in a self-selected screened population: pathologic markers. Radiology, 1980, 134 (2): 289-291.

［58］ Carter CL, Corle DK, Micozzi MS, et al. A prospective study of the development of breast cancer in 16 692 women with benign breast disease. Am J Epidemiol, 1988, 128 (3): 467-477.

［59］ Chhieng DC, Cangiarella JF, Waisman J, et al. Fine-needle aspiration cytology of spindle cell lesions of the breast. Cancer, 1999, 87 (6): 359-371.

［60］ Komenaka IK, El-Tamer M, Pile-Spellman E, et al. Core needle biopsy as a diagnostic tool to differentiate phyllodes tumor from fibroadenoma. Arch Surg, 2003, 138 (9): 987-990.

［61］ Mishra SP, Tiwary SK, Mishra M, et al. Phyllodes tumor of breast: a review article. ISRN Surg, 2013: 361469.

［62］ Chaney AW, Pollack A, McNeese MD, et al. Adjuvant radiotherapy for phyllodes tumor of breast. Radiat Oncol Investig, 1998, 6 (6): 264-267.

［63］ Page DL, Dupont WD, Rogers LW, et al. Atypical hyperplastic lesions of the female breast: A long-term follow-up study. Cancer, 1985, 55 (11): 2698-2708.

［64］ Collins LC, Baer HJ, Tamimi RM, et al. Magnitude and laterality of breast cancer risk according to histologic type of atypical hyperplasia: results from the Nurses' Health Study. Cancer, 2007, 109 (2): 180-187.

［65］ Degnim AC, Visscher DW, Berman HK, et al. Stratification of breast cancer risk in women with atypia: a Mayo cohort study. J Clin Oncol, 2007, 25 (19): 2671-2677.

［66］ Degnim AC, Dupont WD, Radisky DC, et al. Extent of atypical hyperplasia stratifies breast cancer risk in 2 independent cohorts of women. Cancer, 2016, 122 (19): 2971-2978.

［67］ Hartmann LC, Degnim AC, Santen RJ, et al. Atypical hyperplasia of the breast—risk assessment and management options. N Engl J Med, 2015, 372 (1): 78-89.

［68］ Mooney KL, Bassett LW, Apple SK. Upgrade rates of high-risk breast lesions diagnosed on core needle biopsy: a single institution experience and literature review. Mod Pathol, 2016, 29 (12): 1471-1484.

［69］ 李挺 . 乳腺良性增生性病变及高危病变病理学新认识 . 中国实用外科杂志 , 2016, 36 (07): 716-720.

［70］ 齐晓伟 , 姜军 . 2012 年第 4 版《WHO 乳腺肿瘤组织学分类》介绍 . 中华乳腺病杂志 (电子版), 2012, 6 (5): 586-591.

［71］ Solorzano S, Mesurolle B, Omeroglu A, et al. Flat epithelial atypia of the breast: pathological-radiological correlation. AJR Am J Roentgenol, 2011, 197 (3): 740-746.

［72］ Rudin AV, Hoskin TL, Fahy A et al. Flat epithelial atypia on core biopsy and upgrade to cancer: a systematic review and meta-analysis. Ann Surg Oncol, 2017, 24 (12): 3549-3558.

［73］ Chuba PJ, Hamre MR, Yap J, et al. Bilateral risk for subsequent breast cancer after lobular carcinoma *in situ*: analysis of surveillance, epidemiology, and end results data. J Clin Oncol, 2005, 23 (24): 5534-5541.

［74］ Visscher DW, Nassar A, Degnim AC, et al. Sclerosing adenosis and risk of breast cancer. Breast Cancer Res Treat, 2014, 144 (1): 205-212.

［75］ Tan H, Zhang H, Lei Z, et al. Radiological and clinical findings in sclerosing adenosis of the breast. Medicine (Baltimore), 2019, 98 (39): e17061.

［76］ Conlon N, D'Arcy C, Kaplan JB, et al. Radial scar at image-guided needle biopsy: is excision necessary ? Am J Surg Pathol, 2015, 39 (6): 779-785.

［77］ Yoshida A, Hayashi N, Akiyama F, et al. Ductal carcinoma *in situ* that involves sclerosing adenosis: high frequency of bilateral breast cancer occurrence. Clin Breast Cancer, 2012, 12 (6): 398-403.

［78］ Visscher DW, Nassar A, Degnim AC, et al. Sclerosing adenosis and risk of breast cancer. Breast Cancer Res Treat, 2014, 144 (1): 205-221.

［79］ 付丽 , 傅西林 . 乳腺肿瘤病理学 . 北京 : 人民卫生出版社 , 2008: 155-157.

［80］ 阮玫 , 赵亚娥 , 汪登斌 , 等 . 乳腺导管内乳头状瘤的乳腺专用磁共振成像表现及其诊断价值 . 放射学实践 , 2013, 28 (3): 341-345.

［81］ 左文述 , 于金明 . 乳腺疾病学 . 北京 : 人民卫生出版社 , 2017: 122-126, 253-260.

［82］ 中华预防医学会妇女保健分会乳腺保健与疾病防治学组 . 乳腺纤维腺瘤诊治专家共识 . 中国实用外科杂志 , 2016, 36 (7): 752-754.

附　　录

附录 1　乳腺癌筛查知情同意书

姓　　名：

编　　号：□□□□□□ - □□ - □□ - □□□□□

身份证号：□□□□□□□□□□□□□□□□□□

为保障妇女健康,早期发现危及妇女生命的乳腺癌,决定为农村 35~64 岁妇女进行免费的乳腺癌检查。

本次检查的免费检查项目包括:乳腺视诊、乳腺触诊、乳腺彩超及对可疑或异常情况进一步进行乳腺 X 线检查。另在检查前还需要了解您以往一些情况,希望积极配合。

在整个检查过程中,少数人可能会有局部稍微的不舒服,极少数人还可能会出现乳腺疼痛等情况。如果出现这些情况,我们会为您及时处理。

如果本次检查未发现异常,请继续定期检查,因为一次筛查并不能百分百检出肿瘤;如果检查出可疑或异常情况,医师会建议您到指定的医疗保健机构接受进一步免费检查,请配合前往指定医疗保健机构。如需确诊或治疗,医师也会提出建议,但治疗费用不在本项目免费范围之内。

本次检查要耽误您的宝贵时间。对您在检查过程中的所有资料和结果我们会严格保密。

本次检查的所有检查项目均建立在您自愿的基础上,请仔细阅读本知情同意书。如果您愿意参加,请在知情同意书上签名。

请于＿＿＿＿＿年＿＿月＿＿日至＿＿＿＿＿年＿＿月＿＿日携带此知情同意书、本人身份证或户口本前往＿＿＿＿＿＿＿医院参加免费检查。

本人已经完全了解检查的有关事宜,同意参加检查。

签　　名：

日　　期：

发放机构(章)：

附录 2　乳腺癌筛查个案登记表

编号：□□□□□□-□□-□□□-□□□□□□

姓名：_____年龄：_____联系电话：_____

身份证号：□□□□□□□□□□□□□□□□□□

文化程度：1. 小学及以下；2. 初中；3. 高中或中专；4. 大专及以上

民族：1. 汉；2. 其他_____

住址：_____省_____县（区）_____乡（街道）_____村（社区）_____号

上报年份：_____年；上报季度：第_____季度

(一) 病史情况		
月经情况	月经初潮年龄	____岁
	绝经	1. 否　2. 是(绝经年龄____岁)　3. 不确定
	检查时末次月经	____年____月___日
孕产史	是否生产过	1. 否　2. 是
	初产年龄	____岁
	是否哺乳	1. 否　2. 是
过去是否接受过乳腺检查	1. 否 2. 是 (1)最近一次检查时间：____年 (2)检查内容：(多选) ①手诊；②超声；③X线；④其他：请注明_____；⑤不详	
既往史	乳腺手术或活检史	1. 无 2. 有：____次， 注明病理结果：(1)良性；(2)恶性
	激素替代治疗史	1. 无 2. 有：注明用药时间___年(不足 1 年按 1 年计算)
二级以内亲属乳腺癌或卵巢癌家族史	乳腺癌 1. 无 2. 有 患病家属与自己的关系： (1)一级亲属［父母、子女、亲兄弟姐妹(同父母)］ (2)其他，请注明_____	卵巢癌 1. 无 2. 有 患病家属与自己的关系： (1)一级亲属［父母、子女、亲兄弟姐妹(同父母)］ (2)其他，请注明_____

（二）乳腺触诊	
左乳	**右乳**
症状□无 　　□有　□乳腺疼痛（周期性、非周期性） 　　　　□乳头溢液（血性、浆液性、其他） 体征□未见异常 　　□乳房肿块或团块：最大径＿＿＿cm 　　□不对称性增厚或结节 　　□皮肤改变（详细描述） 　　□腋淋巴结肿大 　　□其他（详细描述）	症状□无 　　□有　□乳腺疼痛（周期性、非周期性） 　　　　□乳头溢液（血性、浆液性、其他） 体征□未见异常 　　□乳房肿块或团块：最大径＿＿＿cm 　　□不对称性增厚或结节 　　□皮肤改变（详细描述） 　　□腋淋巴结肿大 　　□其他（详细描述）
临床检查结果：1. 未见异常（阴性）；2. 阳性	
检查机构：＿＿＿＿＿＿　检查人员：＿＿＿＿＿＿　检查日期：　年　月　日	

（三）乳腺彩色超声检查		
	左乳	**右乳**
超声评估 BI-RADS 分级（类）	囊肿□无 　　□有（□单纯囊肿　□复杂囊肿） 实性肿块 □无 □有（□单发　□多发）　4／1　3／2 部位： 象限法（可触及者）： 时钟法（不可触及者）： 大小：＿＿＿mm　×＿＿＿mm 形态：□椭圆形　□圆形　□浅分叶　□不规则 方向：□纵横比≥1　□纵横比<1 边缘：□清晰　□不清晰 肿块周边晕环：□无　□规则低回声　□不规则高回声晕 内部回声性质：□低　□等　□高　□极低回声 内部回声分布：□均匀　□不均匀 后方回声：□无变化　□增强　□侧方声影□衰减 肿块内钙化：□无　□棒状　□环状　□沙粒状□簇状 血流：□无　□少许　□丰富 腋淋巴结描述：□无　□正常影像　□异常影像 分类（级）：□1类　□2类　□3类　□4类□5类　□0类	囊肿□无 　　□有（□单纯囊肿　□复杂囊肿） 实性肿块 □无 □有（□单发　□多发）　4／1　3／2 部位： 象限法（可触及者）： 时钟法（不可触及者）： 大小：＿＿＿mm　×＿＿＿mm 形态：□椭圆形　□圆形　□浅分叶　□不规则 方向：□纵横比≥1　□纵横比<1 边缘：□清晰　□不清晰 肿块周边晕环：□无　□规则低回声　□不规则高回声晕 内部回声性质：□低　□等　□高　□极低回声 内部回声分布：□均匀　□不均匀 后方回声：□无变化　□增强　□侧方声影□衰减 肿块内钙化：□无　□棒状　□环状　□沙粒状□簇状 血流：□无　□少许　□丰富 腋淋巴结描述：□无　□正常影像　□异常影像 分类（级）：□1类　□2类　□3类　□4类□5类　□0类
建议	1. 定期检查　2. 乳腺 X 线检查　3. 活检	
检查机构　　　检查人员：＿＿＿＿＿＿　　　检查日期：　年　月　日		

（四）乳腺 X 线检查

乳腺 X 线评估 BI-RADS 分类（级）(0 类、3 类及以上附报告单)	左乳	右乳
	肿块□无 　□有　大小：＿＿mm×＿＿mm 　恶性或可疑钙化：□无　□有 　结构紊乱：□无　□有 　部位：外上、外下、内上、内下象限、中央区、乳晕后 　其他：＿＿＿＿＿＿＿	肿块　块无 　□有　大小：＿＿mm×＿＿mm 　恶性或可疑钙化：□无　□有 　结构紊乱：□无　□有 　部位：外上、外下、内上、内下象限、中央区、乳晕后 　其他：＿＿＿＿＿＿＿
	分类（级）：□0 类　□1 类　□2 类 　　　　　　□3 类　□4 类　□5 类	分类（级）：□0 类　□1 类　□2 类 　　　　　　□3 类　□4 类　□5 类

建议	1. 定期检查　2. 短期随访(6 个月后复查乳腺 X 线)　3. 活检　4. 其他

检查单位：＿＿＿＿＿＿＿	报告人员：＿＿＿＿＿＿＿

报告日期：＿＿＿年＿＿＿月＿＿＿日

（五）病理检查

组织病理检查结果	1. 未见异常 2. 异常 ①良性疾病　②不典型增生　③小叶原位癌　④导管原位癌 ⑤浸润性导管癌　⑥浸润性小叶癌　⑦其他乳腺恶性肿瘤

病理检查机构：＿＿＿＿＿＿＿　病理诊断者：＿＿＿＿＿＿＿

病理检查日期：＿＿＿年＿＿＿月＿＿＿日

最后诊断 (乳腺癌以病理结果为准) 如有异常请标明左右	1. 未见异常 2. 良性疾病 3. 不典型增生 4. 小叶原位癌 5. 导管原位癌 6. 浸润癌 (1)浸润性导管癌(2)浸润性小叶癌 7. 其他乳腺恶性肿瘤(详述＿＿＿＿＿) 8. 部位:(1)左　(2)右
TNM 分期	1. 临床分期(cTNM) (1)获得:分期 c T__N__M__临床分期:__期 (2)未获得 2. 病理分期(pTNM) (1)获得:分期 p T__N__M__病理分期:__期 (2)未获得

诊治机构：＿＿＿＿＿＿＿

诊治日期：＿＿＿年＿＿＿月＿＿＿日

（六）随访治疗情况

随访情况	1. 已随访　2. 失访
接受治疗情况	1. 是　2. 否　3. 不详

随访单位：＿＿＿＿＿＿＿	随访人员：＿＿＿＿＿＿＿

随访日期：＿＿＿年＿＿＿月＿＿＿日

附录 3　组织管理质量评估表

质控地点：_____

质控时间：_____

质控地点：_____

得分：_____

质控内容		质控标准	分值	质控方法	评分标准	得分	备注
政府重视（45分）	政府主导	出台相关政策与方案；成立政府主导的领导小组和专家技术指导组	相关政策/实施	按照国家农村妇女"两癌"检查管理工作规范有关要求，制订本地区实施方案及年度工作计划（6分）	10	查阅项目相关资料，访谈项目管理人员（必须有本地的方案和实施计划才可给分）	本地区未制订项目方案扣3分 与国家方案技术流程不一致扣2分 未制订年度计划扣3分 本地区年度计划中任务分配不合理，未按照整群筛查的原则进行扣2分		
			方案/计划/流程	工作流程规范合理并明确检查及确诊机构，并建立转诊机制和流程（4分）			工作流程不合理扣3分 相应文件未明确转诊机制和流程扣1分		
				"两癌"检查工作纳入政府绩效考核范围（5分）	5		"两癌"检查工作纳入政府绩效考核范围，加5分，如未纳入不扣分		
	工作领导小组	成立工作领导小组		小组由本县（区）主要分管领导共同组成（2分）			未成立工作小组扣5分		
				组长由本县（区）主要分管领导担任，负责项目的全面管理、组织，计划、协调和督导（2分）			小组成员机构成不合理扣2分		
				领导小组成员分工明确，职责清楚（1分）			组长仅为医疗保健机构技术专业人员扣2分		
							小组成员分工和职责不明确扣1分		

续表

质控内容		质控标准	分值	质控方法	评分标准	得分	备注
政府重视(45分)	政府主导 成立技术指导组	技术指导组	成立技术指导组	10		未成立技术指导组扣10分		
			由辖区妇幼保健机构、综合医院的专家组成(1分)			专家组成员仅由妇幼保健机构人员构成,无综合医院人员扣1分		
			专家应来自乳腺外科、超声科、影像科等多领域(4分)			专家构成不符合要求,缺少1个专业扣0.5分,扣完为止		
			专家组成员参与项目活动(5分)			参加项目活动的专家组成员人数占小组人数的比例<50%扣5分		
	多部门合作 财政、民政、妇联、广电等多部门积极配合支持相关工作,联合开展活动		合作部门应包括财政、社区、妇联、广电等,同时各部门间应职责明确(4分)	5	查阅项目相关资料,访谈项目管理人员	无多部门(3个及以上)参与,扣3分		
						各部门职责不明确扣1分		
			联合开展相关活动(1分)			1年内未开展合作活动扣1分		
						无相关资料记录视为未开展多部门合作,扣5分		
	经费管理 中央财政经费及时、足额到位		资金应及时(<3个月下达至县级)拨付(5分)	15		未及时拨付扣5分		
			有相应的各级配套标准(5分)			无相应的各级配套标准扣5分		
						当地有额外的经费配套,加5分		
			按照要求全额落实(5分)			落实80%~90%扣1分,70%~80%扣2分,50%~60%扣3分,50%以下扣4分,未落实扣5分		

续表

质控内容		质控标准	分值	质控方法	评分标准	得分	备注
能力建设（25分）	专业培训	所有相关人员定期接受专业培训，培训内容全面、科学准确，培训形式多样	培训内容全面、科学准确（4分）	15	查阅项目相关资料，访谈项目管理人员（记录具体情况，必要时拍照或复印）	培训内容应包含项目管理、信息管理及乳腺临床、乳腺B超、乳腺X线检查、乳腺活检等方面，缺少一项扣0.5分，共2分扣完为止		
						内容不科学准确扣2分		
			时间安排合理（2分）			时间安排不合理，根据情况酌情扣分，扣完为止		
			培训形式多样（2分）			仅理论培训扣1分		
			由参加过上级培训、了解当地情况的师资承担逐级理论培训任务（2分）			师资不合格扣2分		
			参加逐级培训的人数、人员结构等符合要求，应包含参与项目的各级（县、乡）相关人员（项目管理、信息管理及技术人员）（3分）			人数及人员结构不符合要求，缺少1个专业的人员扣0.5分，扣完为止		
			培训相关资料保存完整（2分）			档案不齐全（签到表、通知、PPT或教材、试卷、培训照片等），每缺一项扣0.5分，扣完为止		
	专业技术队伍	相关技术人员知识完备	理论考试合格（10分）	10	以理论试卷形式对相关人员（与技术服务能力考试相对应）进行现场考试，以百分制考核，得分为所有参加考试人员的平均分	考试平均分≥90分为10分，80~89分为9分，70~79分为8分，60~69分为6分，<60分为0分（实得分____）		

续表

质控内容		质控标准	分值	质控方法	评分标准	得分	备注
计划安排	能够有计划地开展督导质控	制订督导质控计划(3分)	5		未制订督导质控计划或评估计划,扣3分		
		下发督导质控文件(2分)			未下发督导文件扣2分		
督导质控(45分)	组织实施	成立本级督导质控小组(5分)	30	查阅项目相关资料,访谈项目管理人员(拍照或复印相关文件)	未成立督导质控小组,扣5分		
	能够按照督导质控计划,组建专家组,定期开展逐级督导质控	小组成员应该包括管理、病理、乳腺临床、乳腺彩超、乳腺X线等相关专业专家(5分)			每缺少1个专业扣1分,扣完为止		
		每年至少接受过一次上级(省级或地市级)相关内容的督导质控(10分)			未接受过上级(省级或地市级)相关内容的督导质控,扣10分		
					督导质控仅限限于管理,扣5分		
					督导质控仅限限于部分技术操作,扣3分		
		每年至少开展过1次全县范围技术质控(10分)			未开展全县范围的督导质控,扣10分		
					督导质控仅限限于管理,扣5分		
					督导质控仅限限于部分技术操作,扣3分		
	结果反馈	督导质控有相关记录和报告,并给予及时反馈	有相关的文字记录和反馈报告(3分)	10		无相关文字记录扣1.5分		
					无反馈报告扣1.5分		
		督导质控报告内容有针对性(2分)			督导质控报告内容无针对性,扣2分		
		针对反馈报告提出整改措施,并进行整改(5分)			无整改措施扣3分		
					部分整改扣2分		
					未整改扣3分		

续表

质控内容		质控标准	分值	质控方法	评分标准	得分	备注
宣传动员(20分)	大众健康教育	组织相关部门(包括媒体),开展不同形式的宣传教育活动(10分)	10	查阅项目相关资料,访谈项目管理人员(记录具体活动)	未开展活动扣10分 / 无多部门合作开展的健康教育活动扣5分		
多部门合作开展,形式多样、内容丰富;制作发放健康教育材料,内容科学、适宜,有针对性	健康教育材料	印制健康教育材料并发放给服务对象(5分)	10		无相关活动记录(资料、照片等),扣3分 / 未印制发放材料扣5分(无相关资料视为未印制)		
		材料内容严谨准确,形式活泼易懂(5分)			内容不严谨或有错误信息由专家酌情扣分,扣完为止		
信息管理(45分)	信息人员	配有专门的管理和信息上报人员(2分)	15	现场观察,查阅项目相关资料,考核管理人员(考核多人计算平均分)	没有专职人员,扣2分		
专人管理,并熟悉操作系统和各项信息指标计算		信息人员熟悉项目的各项指标计算(8分)			从考题中随机抽取4个常用指标进行考核,答错一个扣2分,扣完为止		
		能够熟练操作系统,正确使用各种功能(5分)			对个案录入、个案查询、驳回等进行现场操作,报表查询及下载,每季季报考核1名人员,每有一处不合格,扣1分,扣完为止		
上报数据准确,无漏报错报	信息质量	上报数据准确(包括季报各项数据之间符合逻辑关系、个案和季报上报数据相符合、实际检查人数和上报人数相符合等)(10分)	10	现场或提前分析一年内的季报和个案数据,进行逻辑审核,并在备注中标明错误情况	根据数据上报报错情况的情扣分,扣完为止		

续表

质控内容	质控标准	分值	质控方法	评分标准	得分	备注
信息管理（45分）	信息质量 上报数据准确，无漏报错报	漏项率<5%（5分）		现场分别随机抽查5份阳性和5份阴性纸质个案表，了解表格填写是否完整，有无重要内容的漏项	<5%为5分，<10%为2.5分，≥10%为0分（漏项率＝漏填项目数/抽查表格的总项目数×100%）		
		录入错误率<1%（5分）	10	现场调查，并取阳性个案的录入数据，了解有无录入错误。（请在备注注明实际结果）	<1%为5分，2%~4%为2.5分，≥5%为0分（录入错误率＝录入错误的项目数/抽查的项目总数×100%）（仅核对阳性个案表）		
	数据利用 能够利用相关数据开展相关工作	能够对数据进行进一步分析利用（如将数据进行分析写入妇幼卫生工作报告，开展科研或发表文章）（5分）	5	查阅项目相关资料，访谈信息管理人员	相关工作报告中数据计算错误，扣3分 相关报告中数据表达不清楚，扣2分 利用数据发表文章，加2分 利用数据开展相关研究，加3分		
	资料管理 资料完整，保存齐全	可疑/阳性随访登记表、个案登记表和汇总报表完整，保存完好，便于查找（5分）	5		表格记录不完整/合理扣3分，查找不方便扣2分		

续表

质控内容		质控标准	分值	质控方法	评分标准	得分	备注
指标实现(70分)	管理指标	覆盖率≥50%(5分)	5		覆盖率 30%~49% 扣 3 分 或覆盖率 <30% 或者得不到覆盖率扣 5 分 覆盖率:_____%		
		随访率>95%(10分) 以初筛异常(乳腺彩超异常或可疑)随访率为主	10	现场调查前,对上报的相关数据资料进行计算分析并在备注中注明实际结果	随访率 90%~95% 扣 2 分;85%~89% 扣 3 分;80%~85% 扣 5 分;70%~79% 扣 8 分;<70% 扣 10 分 随访率:乳腺彩超异常或可疑_____%		
		早治率>90%(10分)(由个案数据计算得出)	10		早治率 80%~89% 扣 5 分 早治率 <80% 扣 10 分 早治率:乳腺癌_____%		
		知识知晓率>90%(10分)	10	现场抽取 5~10 名妇女进行问卷调查,计算知识知晓率,并在备注中注明实际结果	知识知晓率 80%~89% 扣 5 分 知识知晓率 <80% 扣 10 分		
		乳腺经皮活检率(10分)	10	现场调查前,对上报的相关数据资料进行计算分析并在备注中注明实际结果	对"经皮活检率"进行统计者,得 5 分 经皮活检率 >50%,得 8 分 经皮活检率 >80%,得 10 分 乳腺经皮活检率:_____%		

续表

质控内容		质控标准	分值	质控方法	评分标准	得分	备注
指标实现(70分)	效果指标	乳腺癌检出率(5分) 早期癌比例(10分)	15	对项目县的乳腺癌检出率和早期癌比例与同一地区其他项目县的上述指标或地市级/省级上述指标的平均水平进行比较,如果明显低于其他项目县或地市级/省级平均水平,则进行扣分;如无明显区别,则不扣分	根据实际情况酌情扣分 乳腺癌检出率:_____ 早期癌比例:_____ 原位癌或导管原位癌比例:_____%		
		乳腺癌早诊率≥60%(20分)	20		早诊率50%~59%扣4分 早诊率40%~49%扣6分 早诊率30%~39%扣10分 早诊率<30%扣20分 乳腺癌早诊率_____%		
得分			250				

专家总体意见:

一、亮点

二、问题与不足

三、建议

专家签字:

附录4　临床乳腺检查质量评估表

评估地点：_____

评估时间：_____　　　　得分_____

评估内容	评估标准	分值	评估方法	评分标准	得分	备注
人员要求（10分）	乳腺临床检查专人负责（5分）	10	现场观察，访谈医务人员	乳腺临床检查无专人负责，扣5分		
	医师经过省级或地市级卫生健康委（或其委托机构）组织的专项培训（5分）			临床检查医师未经过专项培训，扣5分，评估时需提供培训证书，或培训通知，培训资料，现场照片等资料		
检查环境（5分）	检查室的空间，布局及设置符合要求，能够保护检查对象隐私，环境舒适，有保暖，降温及预防医院感染设施（5分）	5	现场观察	现场观察，酌情扣分，扣完为止		
基本技能（70分）	操作规范，手法正确（10分）	30	筛查医师对5~10名妇女进行乳腺临床检查的全过程。如没有受检者，则进行模拟操作，了解检查人员的操作手法是否规范，检查内容是否全面，阳性，阴性结果判断是否正确	每有一处不规范，扣0.5分，扣完为止；手法部分不正确，扣5分，完全不正确，扣10分		
	检查范围全面（15分）			检查范围不全面，视情况酌情扣分，扣完为止		
	询问病史（5分）			未询问病史扣5分，病史询问不全面，扣2.5分		
	临床检查符合率>85%（40分）	40	观察或考核临床医师的操作，抽取质控当日5~10例检查妇女，复核临床检查符合率	符合率>85%为40分，80~85%为30分，70~79%为20分，<70%为0分（临床检查符合率____%）		

续表

评估内容	评估标准	分值	评估方法	评分标准	得分	备注
相关资料 (25分)	现场查看病历记录是否完整(5分)	25	现场观察,查阅相关资料	病历记录不完整,扣5分		
	可疑病例是否正确转诊(5分)			可疑病例转诊不正确,扣5分		
	有工作流程、技术规范(5分)			每缺一项,扣2.5分,扣完为止		
	乳腺检查登记表/册、阳性/可疑病例登记表是否合格(10分)			要求项目独立的登记表,每缺一项,扣5分;每份表册登记记录不完整,扣3分,扣完为止		
理论知识 (10分)	理论考试合格(10分)	10	以试卷形式考核1~2名,20分钟之内完成答题,以百分制考核,基本得分为所有参加考核人员的平均分	考试平均分≥90分为10分,80~89分为9分,70~79分为8分,60~69分为6分,<60分为0分(实际分值_____)		
得分		120				

专家总体意见:

一、亮点

二、问题与不足

三、建议

专家签字:

附录 5　乳腺彩超检查质量评估表

评估地点：＿＿＿＿＿　　评估时间：＿＿＿＿＿　　　　　　　　　　　　　　　　　　　　　得分＿＿＿＿＿

评估内容	评估标准	分值	评估方法	评分标准	得分	备注
人员要求 （5分）	乳腺彩色超声检查专人负责（2分）	5	现场观察、访谈医务人员	乳腺彩色超声检查无专人负责，扣2分		
	医师经过上级培训（2分）			临床检查医师未经过上级培训，扣2分		
	通过考核，已取证（1分）			临床检查医师受过培训，但未通过考核，扣1分		
检查环境 （5分）	布局设置符合要求，提供保护对象基本权利，安全、隐私，尊严，保密，舒适的人性化服务环境（5分）	5	现场观察	现场观察，酌情扣分，扣完为止		
设备 （20分）	乳腺超声仪器及仪器调节，功能完善（5分）	20	现场观察	功能不完善，扣5分		
	图像清晰（5分）			图像不清晰，扣5分		
	探头型号 ≥ 7.5Hz，扣（5分）			探头型号 <7.5Hz，扣5分		
	处于功能状态（2分）			乳腺彩超未处于功能状态，扣2分		
	有图像储存功能，并储存良好（3分）			无图像储存，扣3分 图像储存差，扣2分		
基本技能 （90分）	与患者有交流（5分）	50	筛查医师对当日 5%~10% 的检查妇女进行彩超操作的全过程，了解检查人员的检查是否规范，检查内容是否全面，结果判断是否正确，存储图像是否正确等	与患者无交流，扣5分		
	医师操作手法和熟练程度（10分）			医师操作手法不正确，每有一处不规范或不正确，扣1分，扣完为止		
	扫查范围（有无包括淋巴结扫查）（10分）			检查范围不全面，无淋巴扫描扣5分，其他视情况酌情扣分，扣完为止		
	图像诊断是否符合（25分）			图像诊断不符合，扣25分 诊断不全面，扣15分		

续表

评估内容	评估标准	分值	评估方法	评分标准	得分	备注
基本技能(90分)	超声检查符合率>85%(40分)	40	观察或考核超声医师的操作,抽取质控当日5%~10%的检查妇女,或调取5~10例留存的图像现场复核乳腺超声检查BI-RADS分类符合率	超声检查符合率>85%为40分,80%~85%为30分,70%~79%为20分,<70%为0分(超声检查符合率____%)		
相关资料(20分)	乳腺彩色超声使用BI-RADS分类报告(10分)	20	现场观察,查阅相关资料	乳腺彩色超声未使用BI-RADS分类报告,扣10分;使用不规范,扣5分		
	病例记录完整(2分)			病例记录不完整,扣2分		
	乳腺彩色超声检查登记表/册,随访/阳性登记表格(8分)			要求项目独立的登记表,每缺一项扣2分,每份表册记录不完整,扣2分,扣完为止		
理论知识(10分)	理论考试合格(10分)	10	以试卷形式考核1~2名,20分钟之内完成答题,以百分制考核,基本得分为所有参加考核人员的平均分	考试平均分≥90分为10分,80~89分为9分,70~79分为8分,60~69分为6分,<60分为0分(实际分值____)		
得分		150				

专家总体意见:

一、亮点

二、问题与不足

三、建议

专家签字:

附录 6 乳腺 X 线检查质量评估表

评估地点：＿＿＿＿＿

评估时间：＿＿＿＿＿　　　　　　　　　　　　　　　　　　　　　　　　　　　　得分＿＿＿＿＿

评估内容	评估标准	分值	评估方法	评分标准	得分	备注
人员要求 (5分)	乳腺 X 线检查专人负责 (2分)	5	现场观察,访谈医务人员	乳腺 X 线检查无专人负责扣 2 分		
	医师经过上级培训 (2分)			医师未经过上级培训扣 2 分		
	通过考核,已取证 (1分)			医师受过培训,但未通过考核扣 1 分		
检查环境 (5分)	布局设置符合要求,提供保护对象 基本权利,安全,隐私,尊严,保密, 舒适的人性化服务环境 (5分)	5	现场观察	现场观察,酌情扣分,扣完为止		
设备 (10分)	功能完善,处于功能状态,图像清 晰 (8分)	10	现场观察 (注明型号)	功能不完善,未处于功能状态,扣 4 分 图像不清晰,扣 4 分		
	设备型号 (DR,CR,其他) (2分)			设备型号不是 DR,扣 2 分		
基本技能 (70分)	与患者有交流 (5分)	20	筛查医师对当日 5%~10% 的检 查妇女进行乳腺 X 线操作的全 过程,了解检查人员的检查是 否规范,检查内容是否全面,结 果判断是否正确,存储图像是 否正确等。或者调取 5~10 例 留存的图像进行报告复核	与患者无交流扣 5 分		
	乳腺 X 线检查操作流程规范 (10)			每有一项不规范扣 1 分,扣完为止		
	图像分辨率 (5分)			图像分辨率低扣 5 分		
	乳腺 X 线报告符合率 >85% (40分)	50	观察或考核医师的操作,抽取质 控当日 5%~10% 的检查妇女或 调取 5~10 例留存的图像现场复 核乳腺 X 线报告符合率 (50分)	符合率 >85% 为 50 分,80%~85% 为 40 分,70%~ 79% 为 30 分,<70% 为 0 分 (报告符合率＿＿＿＿%) 如图像不清晰或者没有图像储存,此项技能也 不得分		

续表

评估内容	评估标准	分值	评估方法	评分标准	得分	备注
相关资料 (20分)	乳腺 X 线使用 BI-RADS 分类报告 (10分)	20	现场观察,查阅相关资料	乳腺 X 线未使用 BI-RADS 分类报告扣 10 分 使用不规范扣 5 分		
	有工作流程、技术规范(2分)			无工作流程扣 2.5 分		
				无技术规范扣 2.5 分		
	乳腺 X 线检查登记表 / 册、随访 / 阳性登记表格等(8分)			要求项目独立的登记表,每缺一项扣 5 分;每份 表册登记录不完整扣 3 分,扣完为止		
理论知识 (10分)	理论考试合格(10分)	10	以试卷形式考核 1~2 名,20 分钟 之内完成答题,以百分制考核, 基本得分为所有参加考核人员 的平均分	考试平均分 ≥ 90 分为 10 分,80~89 分为 9 分, 70~79 分为 8 分,60~69 分为 6 分,<60 分为 0 分(实际分值_____)		
得分		120				

专家总体意见:

一、亮点

二、问题与不足

三、建议

专家签字:

135

附录 7　组织病理检查质量评估表

评估地点：＿＿＿＿＿　　　评估时间：＿＿＿＿＿　　　得分＿＿＿

评估内容	评估标准	分值	评估方法	评分标准	得分	备注
人员要求 (10分)	在岗人员获得资质(5分)	10	现场观察，访谈医务人员	每有1人未获资质扣2分，如均无资质扣5分		
	接受专业培训(5分)			每有1人未接受过专业培训扣1分，如均未参加专项培训扣2分		
检查环境 (5分)	有良好的照明和通风设备(1分)	5	现场观察	照明、通风设备不合理扣1分		
	阅片、制片环境分开(2分)			阅片和制片环境未分开扣2分		
	洁污分开，符合预防交叉感染要求(2分)			洁污和交叉感染等根据现场酌情扣分		
检查设备 (15分)	病历资料保存完整(文字、玻片、蜡块)(5分)	15	现场观察	资料不完整扣5分		
	病理学的染色试剂及设备(苏木素、伊红、计时器等)(5分)			染色方法不符合要求扣5分，各种试剂少一项扣2分，扣完为止		
	病理学检查设备(脱水机、手工脱水、包埋机、切片机、展片机、干燥仪(干燥箱)、显微镜等)(5分)			设备每少一项扣2分，扣完为止 设备每有一项不合格扣2分，扣完为止		

续表

评估内容	评估标准	分值	评估方法	评分标准	得分	备注
基本技能(20分)	现场考核或操作合格(10分)	10	现场考察	以现场阅片结果为依据,酌情扣分		
	病理切片检查结果符合率≥90%(10分)	10	现场随机抽取20份切片进行复核(备注注明实际结果)	90%~95%扣2分;85%~89%扣5分;<85%扣10分(病理切片结果符合率____%)		
制度流程(20分)	开展免疫组化染色项目	10	现场考察	开展项目加10分,未开展不扣分		
	必要的工作制度(质量检查,标本处理,预防感染)(4分)	20	现场观察,查阅相关资料	每缺一项制度扣2分,扣完为止		
	操作流程,技术规范(4分)			一项工作流程不合理扣2分,扣完为止		
	标本处理及时(2分)			未及时处理扣2分		
	结果报告规范,反馈及时(2周)(10分)			不规范扣2分 / 结果两周内未反馈扣10分		
质控(20分)	有质控制度(4分)	20	现场观察询问,查阅相关资料	无质控制度,扣4分 / 有质控制度,但制定不合理,扣2分		
	开展室内质控,有质控记录/报告(8分)			无室内质控,扣8分 / 有室内质控,但无室内质控记录/报告,扣5分 / 有室内质控记录/报告,记录不合理或规范扣3分		
	开展室间质控,有质控记录/报告(8分)			无室间质控,扣8分 / 有室间质控,但无室间质控记录/报告,扣5分 / 有室间质控记录/报告,但记录不合理或规范不规范,扣3分		

续表

评估内容		评估标准	分值	评估方法	评分标准	得分	备注
信息资料 (20分)		病理登记表，标本交接登记，结果报告反馈登记录(10分)	20	现场观察，查阅相关资料	要求项目独立的登记表，每缺一项扣5分；每项登记不规范扣3分，扣5分为止		
		病理学切片编号清晰，方便查找，保存时间符合要求(10分)			编号不清晰扣5分 查找不方便扣5分		
理论知识 (10分)		理论考试合格(10分)	10	以试卷形式考核1~2名，20分钟之内完成答题，以百分制考核，基本得分为所有参加考核人员的平均分	考试平均分≥90分为10分，80~89分为9分，70~79分为8分，60~69分为6分，<60分为0分(实际分值_____)		
得分			120				

专家总体意见：

一、亮点

二、问题与不足

三、建议

专家签字：